海派儿科推拿
源流传承

主编　蒋诗超　陈志伟

上海科学技术出版社

图书在版编目 (CIP) 数据

海派儿科推拿：源流传承 / 蒋诗超，陈志伟主编. —上海：
上海科学技术出版社，2019.1
ISBN 978-7-5478-3608-8

Ⅰ.①海… Ⅱ.①蒋… ②陈… Ⅲ.①小儿疾病－按摩疗法
（中医）②婴幼儿－保健操 Ⅳ.① R244.154 ② R174

中国版本图书馆 CIP 数据核字（2017）第 152415 号

本书得到上海市进一步加快中医药事业发展三年行动计划（2014 年－2016 年）"中医药文化平台建设项目——岳阳医院中医药文化宣传教育基地"项目（编码 ZY3-WHJS-1-1014）和上海市科学技术委员会"听岳阳人讲中医药文化"项目（编码 16DZ2346200）的资助。

海派儿科推拿：源流传承
主编　蒋诗超　陈志伟

上海世纪出版（集团）有限公司
上海科学技术出版社　出版、发行
（上海钦州南路 71 号　邮政编码 200235　www.sstp.cn）
浙江新华印刷技术有限公司印刷
开本 787×1092　1/24　印张 $5\frac{1}{3}$
字数 80 千字
2019 年 1 月第 1 版　2019 年 1 月第 1 次印刷
ISBN 978-7-5478-3608-8/R·1386
定价：25.00 元

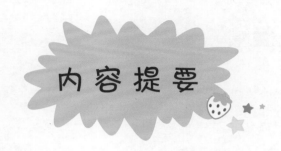

内容提要

　　海派儿科推拿作为一个十分有特色的推拿体系，从萌芽到成熟，有着漫长的发展过程。本书从历史、学术两个方面系统地介绍了海派儿科推拿的历史沿革及理论特点，并结合海派儿科推拿验案举隅及海派儿科推拿的代表人物介绍，让读者能够对海派儿科推拿有系统、全面的认识，从而更好地学习、传承海派儿科推拿，促进儿童健康。

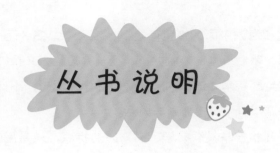

丛书说明

　　2015年，诺贝尔生理学或医学奖授予中国科学家屠呦呦研究员，以表彰她对青蒿素的发现所做出的贡献。屠研究员在瑞典领奖时演讲的主题是"青蒿素：中医药给世界的一份礼物"，这份演讲报告便是一种"文化自信"的表现，是我们向世界传递声音、输出中国上下五千年的知识与文化的标志，是中国的骄傲。通过许多研究团队的努力，我们相信传统中医药能够献给世界的礼物绝不仅中药这一种，还有许多中医疗法都值得深入研究和挖掘，这其中就包括中医儿科推拿。

　　儿科推拿是在中医推拿学和儿科学的基础上发展和形成的，而海派儿科推拿则是发生、发展在上海这一特定地域的中医儿科推拿流派。海派儿科推拿以小儿推拿和一指禅推拿为实质内涵，因具有海派文化和海派中医的特色而冠以"海派"之名；而上海地域具有海纳百川、融汇百家、兼收并蓄、扬长补短的人文精神和学术风格，广泛吸取全国各学术流派的临床经验和学术思想，不计较门户之见，使得"海派"有了更多外延与内涵。

海派儿科推拿具有易学、易掌握的特点，只要用心学习、勤加练习，就可以熟练掌握。此外，还有方便易行的特点，不受场地、时间的严格限制，是一种可操作性很强的绿色疗法。编写这套丛书，正是想将"海派儿科推拿"这个十分有特色又十分实用的保健防病技能及其所蕴含的丰厚文化底蕴传播给大众。爸爸妈妈甚至爷爷奶奶、外公外婆，能够在生活中随时为家中小宝贝保健护理，为宝贝的健康保驾护航，是一件多么让人振奋的事情！

希望各位读者能够通过本套丛书，对"海派儿科推拿"有一个相对全面的认识，能够爱上海派儿科推拿并成为海派儿科推拿的学习者和宣传者，让更多人从中获益。也希望能吸引更多有识之士，尤其是年轻人加入到海派儿科推拿这支队伍中来，为儿童卫生保健和医疗事业做出贡献。

金义成　孙武权

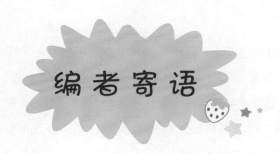

编者寄语

　　海派儿科推拿系列丛书从编写到出版，编写团队始终保持高昂的情绪以及精益求精的态度，一遍遍修改文稿，希望能为读者奉献一份知识的饕餮盛宴。对《海派儿科推拿：源流传承》的编写，笔者内心深处一直充满矛盾，这本书作为一本科普读物，应该以怎样的方式为读者呈现海派儿科推拿的概貌？从实用的角度出发，穴位的定位、手法的操作、疾病的诊疗等，都应该是读者极其关心的内容。但是，关于小儿推拿的历史、关于海派儿科推拿的历史，又有多少人愿意花时间阅读呢？即便抛开历史不谈，诸如学术思想、代表人物等内容，又能讨得读者几分喜爱呢？而如果没有上述这些内容，读者与书籍的邂逅似乎就少了些许美感，编写者与读者难以走进彼此的内心。因此，《海派儿科推拿：源流传承》虽不会成为读者最为期待的"主食"，但作为"开胃菜"也是必不可少的。

　　本书主要分为 4 篇，分别为"历史篇""学术篇""海派儿科推拿验案举隅""海派儿科推拿代表人物"。"历史篇"通过 9 个历史瞬间的回顾，以通俗易懂、简单明了的方式，历数小儿推拿发展历程中的关键时刻；"学术篇"将海派儿科推拿的学术思想娓娓道来，通过本篇的介绍，无论是临床诊疗还是家庭保健，都将会为读者指明方向；"海派儿科推拿验案举隅"精选腹泻、斜颈、脑瘫、脊柱侧弯 4 种疾病，从首诊开始记录完整诊疗过程，以小见大，体现学术思想以及诊疗思路；"海派儿科推拿代表人物"主要介绍上海市及全国其他地区海派儿科推拿代表性人物，展现他们的学习经历，展示该流派的蓬勃生机。

　　希望本书能为这套丛书奠定基础，成为读者与海派儿科推拿第一次相遇的契机，在读者心中留下美好的印象。若能如此，将是对编写者曾经日夜提笔疾书的最好回馈。

蒋诗超

（声明：本书儿童模特的肖像已获其监护人授权同意使用）

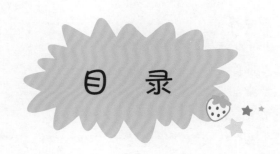

目 录

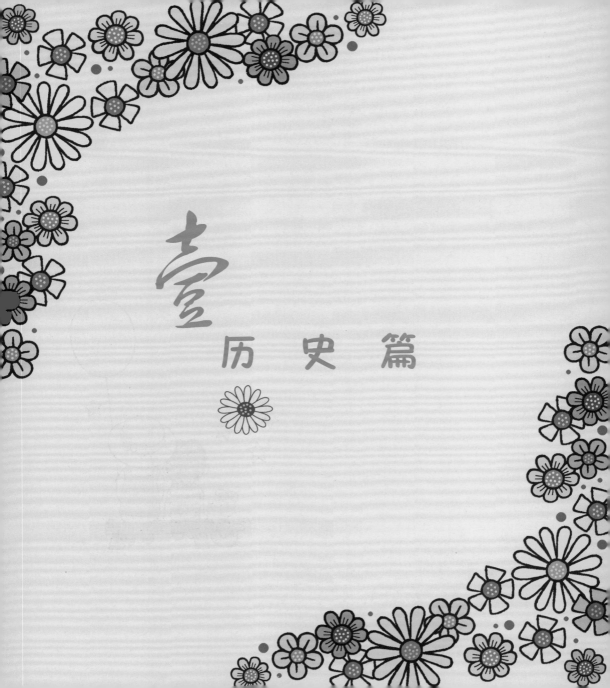

壹

历史篇

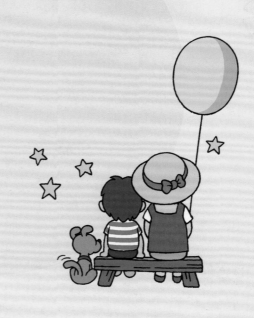

对于任何一门学科，其历史源流总是很难让人提起兴趣来阅读。在学习一种临床治疗方法时，这样的历史沿革就显得特别冗长且枯燥。翻开本书的读者，或许也会认为历史背景与治疗之间关系不大，又何必浪费时间去学习呢？英国哲学家休谟说过："历史不仅是知识中很有价值的一部分，而且还打开了通向其他许多部分的门径，并为许多科学领域提供了材料。"习近平总书记指出："历史是现实的根源，任何一个国家的今天都来自昨天。只有了解一个国家从哪里来，才能弄懂这个国家今天怎么会是这样而不是那样，也才能搞清楚这个国家未来会往哪里去和不会往哪里去。"从这些角度来看，学点历史的重要性不言而喻。

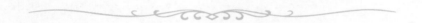

海派儿科推拿虽然已经存在多年，在全国推拿学界也有一定的知名度，但是对老百姓来说，还是显得陌生了一些。拉近距离最好的方法，就是让彼此更加了解。也许了解了海派儿科推拿的前世今生后，当你再次听到"海派儿科推拿"这几个字时，就会多了些许感慨、些许温情。如果读完本书，你发现自己爱上了海派儿科推拿，不妨给周围的朋友"秀"一下，告诉他们你为什么会爱上她？为什么她会让你魂牵梦绕、欲罢不能？让别人羡慕你的幸运、羡慕你能够在知识的海洋中与"海派儿科推拿"相识、结缘。让我们一起走进历史，追溯那些与海派儿科推拿息息相关的点滴瞬间。

1、推拿是人类最早的 治疗手段之一

　　俗话说得好，万事开头难！但这句话用在推拿上面，就不一定适用了，因为这个头开得并不难。推拿作为一种以手法为主要治疗手段的中医外治方法，由于借助的工具就是自己的双手，所以没什么好犹豫的，不舒服时先"动手"。如果世界上有一个所有医学疗法出现先后顺序的排行榜，推拿一定位列榜首。

　　在殷墟甲骨文中，"疒"写为"𤻲"，近人研究后认为"亻"表示人，"𠂆"表示人腹部有病，"爿"表示病人所卧之床，"又"表示手，"𤻲"则表示古代人患腹部疾病卧于病榻之上，医者用手进行按摩治疗（图1-1）。由此说明古代人患病后，会采用推拿治疗。

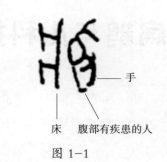

— 手

床　腹部有疾患的人

图 1-1

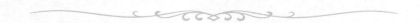

　　既然推拿很早就已经作为一种治疗方式，那在儿科推拿方面又是如何体现的呢？相信大多数家长应该有过这样的经验：孩子无论是哪里碰伤了，或者撞到什么硬物，家长们总会用手轻轻按揉疼痛的部位；当孩子出现哭闹时，通过抚摸他们的背部可以使其恢复安静，这些不经意间的行为就是儿科推拿形成的基础。

2、扁鹊与儿科推拿

推拿在最初可能只是一种操作的重复，但随着时间的积累和经验的不断分享，总会出现一个人来升华这个疗法。甲骨文中记载，最早的推拿医生是付（付，即拊的简写），上古名医俞拊的名字，就是用手按摩可以愈病之意。到了春秋战国时期，出现了一位从事儿科专科疾病诊疗的专家，他就是扁鹊。《史记·扁鹊仓公列传》就有相关记述："扁鹊名闻天下……来入咸阳，闻秦人爱小儿，即为小儿医。"这段话翻译过来就是：扁鹊已经是家喻户晓的明星医生，来到秦国的都城咸阳，就开始了解当地民众对于疾病诊治的需求，通过调查走访，知道秦人比较喜爱小孩，所以在秦国就将自己定位为儿科医生。扁鹊非常善于用多种治疗手段，比如按摩、砭刺、针灸、汤药等。他既为儿科医生，又会按摩推拿，那么自然会采用按摩的方法治疗小儿疾患。

3. 推拿发源于中原地区

国人熟知的中医经典《黄帝内经》，其中不仅有许多关于推拿按摩的记载，同时也有关于儿科方面的记述。先来看看古人如何描述推拿按摩的起源之地，《素问·异法方宜论篇》记载："中央者，其地平以湿，天地所以生万物也众。其民食杂而不劳，故其病多痿厥寒热。其治宜导引按蹻，故导引按蹻者，亦从中央出也。"将这段文字用白话文翻译一下就是："在中原地区，大地非常平整而且湿润，所以物产丰富。生活在这里的人们什么都能吃到，且不需大量劳作，所以比较容易患痿厥寒热之类的疾病。采用'导引按蹻'的治疗方法比较适合这个地区的人民，所以'导引按蹻'也可以说是从中原地区产生的。"

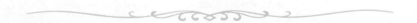

"导引"一词对很多人来说可能显得有些陌生，列举几个"导引"所包含的功法，各位可能更好理解，比如易筋经、八段锦、五禽戏等，这类功法就是古代所说的"导引"；"按蹻"就是我们说的按摩、推拿。从这段文字的描述，我们可以得知，过去中原地区人民生活状态与当今都市人是比较接近的，主要体现在吃得杂、动得少，按摩、推拿是解决这种生活方式所造成疾病的最好方法。

4、捏脊藏在诺贝尔奖 灵感来源之中

两晋南北朝时期葛洪撰写的《肘后备急方》，因屠呦呦研究员获得诺贝尔奖在现代又火了一把。书中记载的"青蒿一握，以水二升渍，绞取汁，尽服之"给了屠呦呦最初的灵感。其实在这本书里，还记载着另外一段文字："拈取其脊骨皮，深取痛引之，从龟尾至顶上止，未愈更为之。"这就是对捏脊最早的记载。捏脊适用于小儿积滞、疳证、腹泻、便秘等消化道疾病，对成人胃肠病及妇科病也有治疗作用。

5、唐代就有"按摩博士"

隋唐时期的太医署，相当于我们现在的国家卫生健康委员会。按摩是当时医学教育的四大科目之一，按摩科设按摩博士、按摩师、按摩工不同级别。按摩博

士负责对学习中的按摩生进行教学、培训和考试的组织工作。少小科（儿科）也是这个时期重要的医学教育学科。在唐代，确定学制是五年，政府建立了严格的考试制度，考核合格者方能成为儿科医生。由于当时政府的引导和重视，使得按摩和中医儿科都得到了发展。

6、六味地黄丸创始人 还是"儿科之圣"

　　六味地黄丸，此方源于宋代儿科专家钱乙所著《小儿药证直诀》，原名地黄丸，是为小儿生长迟缓、发育不良所制。钱乙制作六味地黄丸的初衷不过是用于治疗小儿的"五迟"之症，他万万没有想到，六味地黄丸会在后世发扬光大，成为滋阴补肾、养生保健的千年良药。其实，钱乙更大的贡献在于总结了小儿的生理病理特点、强调了望诊的重要性、阐释了儿科病证的六种常见脉象、创立了中医儿科的脏腑辨证体系，被后世医家尊为"儿科之圣"。儿科的长足发展，必然也会促进儿科推拿按摩的进步。同一时期，苏轼在《苏沈良方》中记录了河北赵郡一老翁用掐法治疗脐风，书中写道："此翁平生手救千余儿……应手皆效。"

7、明代的儿科推拿拥有多项之最

从远古到宋代，儿科和推拿都沿着自己的轨迹发展，在明代时终于相遇了。第一篇小儿推拿文章始见于 1574 年庄应祺《补要袖珍小儿方论》第十卷中的《秘传看惊掐筋口授手法论》。文中最早提出了小儿推拿的特殊操作方法，首次论述了三关、六腑特定穴位的定位、操作和主治，书中还载有手足推拿图谱。

最早的小儿推拿专著出现在 1601 年，即明代杨继洲撰写的《针灸大成》第十卷——《小儿按摩经》。该专著提出"治病当补泻"，并认为"小儿之疾，并无七情所干，不在肝经，即在脾经；不在脾经，即在肝经。其疾多在肝、脾两脏"。在治疗方面，杨继洲发现了 40 多个小儿特定穴位，并绘制了小儿推拿穴位图谱，同时对手法有较为全面的介绍。《小儿按摩经》的出现，标志着小儿推拿从民间技艺升华为比较成熟的理论体系，从此走上独立发展的道路。

另一本小儿推拿专著《小儿推拿方脉活婴秘旨全书》为明代太医龚廷贤于1604年所著，是流传最早的单行本。该书师法钱乙的学术思想，并对小儿蒸变、病因病机、推拿穴位、手法、治疗方法做了具体阐述。尤其是对小儿推拿的十二种手法（复式操作法）有非常详细的描述，被清代医学大家曹炳章先生誉为"推拿最善之本"。

还有一本是明代周于蕃的《小儿推拿秘诀》，其著作共进行了4次刊印，对后世颇有影响。

8、儿科推拿群星闪耀的清代

清代中医儿科推拿的发展，主要体现在有关著作的增多和诊疗水平的日益提高。可以说，儿科推拿始于明而盛于清。清代可谓群星璀璨，有熊应雄与《小儿推拿广意》骆如龙与《幼科推拿秘书》夏云集与《保赤推拿法》徐宗礼与《推拿三字经》、张振鋆与《厘正按摩要术》、夏鼎与《幼科铁镜》、陈复正与《幼幼集成》等。清代的儿科推拿发展蓬勃，从业医师遍布全国，适用范围进一步扩大，手法日趋完善和规范，相关专著也层出不穷。可以说清代是儿科推拿的一个黄金时期。

9. 海派儿科推拿诞生于上海

　　中华人民共和国成立之后，在国家政策的支持下，上海卫生学校于 1956 年 10 月开办了推拿培训班。至此，推拿教学由家传师承转向了正规教学途径。1958 年 3 月，上海中医推拿门诊部创立，同年 11 月 25 日，在培训班和门诊部基础上，上海中医学院（现上海中医药大学）附属推拿学校成立。该学校是中国历史上第一所公办推拿学校，它的成立对推拿学科的发展起到了十分重要的推动作用。

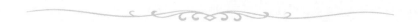

　　此后，上海中医学院（现上海中医药大学）举办了全国第一届推拿师资培

训班（图1-2），使得传统儿科推拿流派在这一平台上有所交流。海派儿科推拿的形成是现代推拿教育发展的结果，在传承小儿推拿和一指禅推拿的基础上，在上海地区小儿推拿诸位大家的影响下，海派儿科推拿汲取历代小儿推拿成就的精髓，经过金义成教授几十年不断地努力探索和实践，在理论知识和治疗方法方面均有总结、提高和创新。在临床方面，随着实践经验的总结，其治疗范围不断扩大，包括新生儿疾病、传染病、杂病以及内科、外科、五官科、骨伤科疾病等近百种疾病。总之，海派儿科推拿在基础理论、手法应用、临床疗法、治疗手段及适用范围方面都极具特色，海派儿科推拿体系逐渐形成。

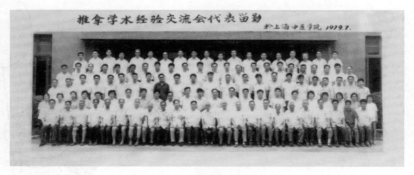

图1-2

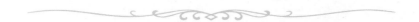

回顾了儿科推拿历史上九个精彩瞬间，相信书本前的您已经对海派儿科推拿有了一个初步印象。正如牛顿当年所说："我是站在巨人肩上眺望远方。"海派儿科推拿也是在数代人不懈努力的基础上诞生、演化。既然对过去已有了解，接下来让我们一起看看海派儿科推拿的特征性"基因"——学术观点。这是"海派"有别于其他流派的核心要素，知晓了这些特点，您对海派儿科推拿就有了更为充分的认识。换句话来说，我们之间也因为这些文字开始产生了缘分，这份相遇，将为您开启一个新的生活篇章！

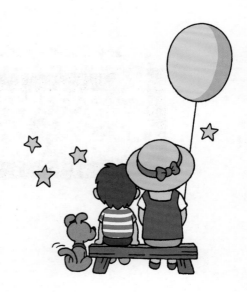

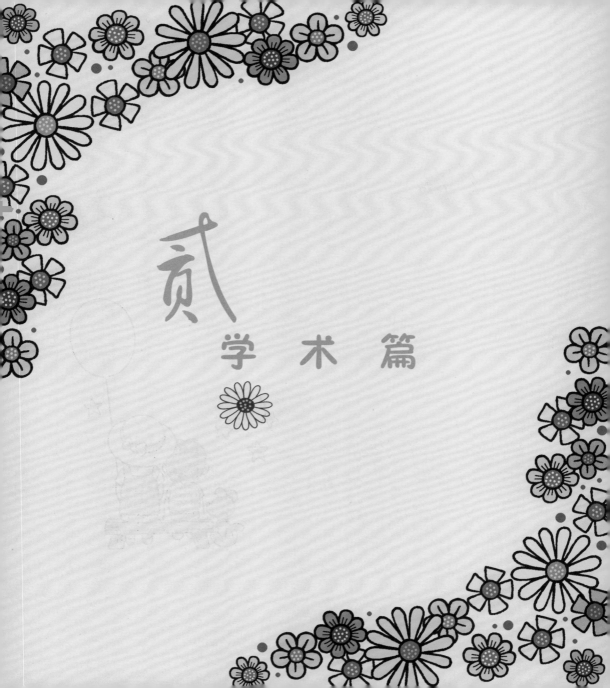

贰

学 术 篇

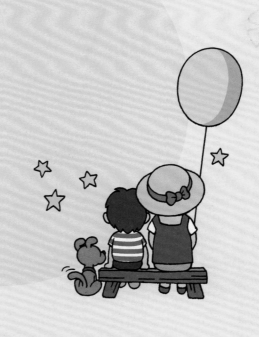

海派儿科推拿是金义成教授在传承传统儿科推拿和一指禅推拿精髓的基础上，融合上海㨰法推拿和内功推拿两大流派特点，研究历代文献、吸取上海民间疗法以及其他流派的临床经验和学术思想而创立发展起来的，体现了不墨守、不泥古、融汇百家、兼收并蓄、扬长补短、海纳百川的学术特点。其学术观点主要包括以下十个方面：审证求因、关注情志，四诊合参、摸诊为重，穴部推拿，复式操作法，药摩，通法，固本归元、以胃为本，动静结合，补泻，求变求实。

✳✳✳ 1、审证求因，关注情志

小儿的发病原因不外乎先天和后天这两大因素。在后天因素中，前人往往忽视情志方面因素，认为"小儿无七情所干"。其实不然，海派儿科推拿认为，应该关注小儿精神情志方面的影响，因为有些疾病和精神情志因素密切相关，如遗尿、抽动症、神经性厌食、呕吐等；疾病也会影响情志，如脊柱侧弯。

2、四诊合参，摸诊为重

前人说："望而知之谓之神，闻而知之谓之圣，问而知之谓之工，切而知之谓之巧。"在临床上当四诊合参，不可偏废。摸诊属于切诊的范畴。

（1）验指纹

相信大多数人印象中的中医应该是穿长袍、留花白长须、一手搭脉、一手将胡须的形象。但我们一般不为小儿搭脉，尤其是 3 岁以内的小儿。因为 3 岁以内小儿形气未充、脉象较乱，脉象不能准确反映脏腑气血情况。因此，对 3 岁以内小儿，我们一般以验指纹为主要诊察手段。

小儿指纹的位置在哪里呢？

小儿指纹指的是虎口到食（示）指桡侧（靠近拇指一侧）的脉络（其实就是皮下浅表静脉血管），它是手太阴肺经的一个分支，又名"脉纹""脉形""指脉"或"虎口纹"。分为风、气、命三关，近虎口第一节为风关，第二节为气关，第三节为命关。（图 2-1）

如何观察、辨别小儿指纹？

抱小儿至自然光（自然光没有光线颜色，尽可能减少了光线颜色对指纹颜色的干扰）充足的地方，观察指纹的部位、沉浮、色泽等，检查者可以用拇指轻轻从小儿食（示）指桡侧的命关（指尖）推向风关（指根），以使指纹显露，便于观察。正常小儿的指纹为浅红色、略微带青，不浮不沉，隐现于风关之内（脉络不超过掌指横纹）。

为了便于理解，我们可以将指纹比喻成河水，通过观察"河水"被污染的程度来推断、辨别出小儿疾病的病因、性质和轻重。

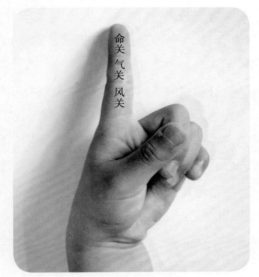

图 2-1　风关、气关、命关

三关测轻重：指纹局限在风关之内（"河水污染范围"局限在下游），说明病轻邪浅易治；指纹由风关延续至气关（"河水污染范围"扩散至中游），说明病情由浅入深；指纹由气关延伸至命关（"河水污染范围"扩大至上游），说明病情危重；如果指纹直透指甲，称"透关射甲"（"河水的源头"都被污染了），病多危殆，可能有生命危险。

浮沉分表里：指纹浅露易现为浮（"污染物"位于"河水"的表面，容易清理），说明病邪在表；指纹深沉、隐而难现为沉（"污染物"位于"河底"，相对较难清理），说明病邪在里。

红紫辨寒热：指纹色红说明体内有寒邪（寒邪类"污染物"把"河水"污染成红色），色紫说明体内有热邪（热邪类"污染物"把"河水"污染成紫色），色青说明体内有燥邪（燥邪类"污染物"把"河水"污染成青色），色黑说明体内有瘀滞（瘀滞类"污染物"把"河水"污染成黑色）。

淡滞定虚实：指纹色淡说明是虚证（"河水"颜色清淡说明"河水"内营养物质比较少），色深且滞涩、郁而不畅（"河水"颜色较深，并且黏稠流动不畅）说明是实证。

（2）摸诊

可能有些人会问，摸诊是不是就是随便摸摸啊？当然不是，如果这么简单，那谁都可以当医生了。摸诊是有手法、有技巧的，又称按诊、触诊，属于"四诊"中切诊的内容。包括用手按压或触摸头额、颈项、胸、胁、脘腹、腰背、肌肤、手足、经络、腧穴等，以测知冷热、疼痛，从而推断患病的部位和性质。摸诊时用力要轻柔，医生的手要注意保暖和清洁。推拿是以经络学说为手法应用基础的，经络理论中有"以痛为腧"之说，在摸诊中找到的痛之所在、异常之所在，往往就是手法运用之所在。摸诊在推拿学中的地位和作用不亚于甚至超过其他诊法，所以了解摸诊的基本要求，对于推拿治疗有着重要作用。小儿摸诊主要包括以下几个部位。

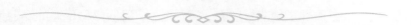

头额： 1岁以内的小儿头顶部有一处因颅骨未闭合而形成的凹陷——囟门，通过轻轻按触小儿囟门部，可以帮助判断小儿病情。

如果囟门下陷，可能是气虚或阴液亏损；如果囟门凸起，可能是实热或急慢惊风先兆；超过2岁囟门仍不闭合叫"解颅"，说明先天不足、骨髓空虚；如果头骨按上去的感觉就像按在乒乓球上，则说明骨软缺钙。

触摸额头觉烫，说明是发热了。如果额头的温度高于手心的温度，说明是实热；如果额头的温度低于手心的温度，说明是虚热。

颈项： 小儿的颈项部触摸内容主要包括触摸颈动脉的搏动、胸锁乳突肌有无肿块、淋巴结有无肿大。

如果颈动脉搏动明显，伴有咳嗽、气喘，说明是心肺气衰的喘促或心肾阳衰的水肿；如果颈前外侧（胸锁乳突肌）有肿块，而且同时有颈项歪斜，则说明是斜颈；如果颈项部疼痛明显，头部转动困难，按压肌肉时感觉肌肉紧张，可能是落枕了。

胸腹： 摸胸腹包括摸胸胁和摸脘腹两个方面，触摸时以食（示）指、中指、无名（环）指、小指抚摩按压，以区别寒热虚实和疼痛的性质。

摸胸胁主要是按虚里和胸胁。虚里在左乳下，内为心脏，为诸脉之本，又是胃的大络。按在虚里上能感觉到心搏有力、不急不缓，说明无病；如果感觉心搏无力，说明宗气不足。按压胸胁部坚硬并且疼痛的是实证，按压柔软无痛的是虚证；疼有定处，按之疼痛加重的是血瘀；痛无定处，呼吸咳嗽牵掣而痛的是气滞。小儿肋骨外翻、胸骨凸起为鸡胸、佝偻病。按胸胁部还当注意腋下部是否有肿核（肿大的淋巴结）。

按脘腹主要是按触心下和腹部。心下是指胃上脘与胸膈之间，按之又硬又痛，是结胸实证；按之柔软而不痛，是痞证；按之坚硬，状如杯盘，是水饮。腹部按之疼痛减轻是虚证，按之疼痛加重是实证。腹部肿胀，按之应手而起，叩之如鼓，为气臌；按之应手而起，状如水囊，为水胀。按之有块且块柔软、有时能消散的是瘕证，多属于气滞，是虚证；块有形、坚硬固定不动的是癥证，多属于血瘀，是实证。脐周疼痛、按之有块，肿形会变大的多是虫积；左下腹按之有块、呈串状，便秘不解者大多是燥屎结于肠内；右下腹按之疼痛，痛点固定，按压之后突然起手，疼痛反而加重者大多是肠痈（即阑尾炎）。总之，按脘腹需要注意疼痛的性质和部位、肿块是有形的还是无形的。

腰背： 按腰背不仅是治疗方法，而且能帮助诊断。

因为脊髓发出的神经分布于脏腑及腰背部的皮肤和肌肉，所以脏腑病变可以通过神经传导到脊髓，再通过脊髓反映到腰背部的皮肤和肌肉。按腰背就是通过按触脊柱、背肋、腰背部肌肉，寻找病痛的部位和性质，用以测知是背肋、脊柱、肌肉的病证，还是脏腑病证在腰背部的反应。

肌肤： 摸肌肤是通过按触患儿皮肤的寒温润燥来帮助诊断。

肌肤寒冷说明是阳气不足或外感寒邪；肌肤灼热说明是阴虚或有热邪。

皮肤润泽说明津液未伤，皮肤干燥甲错说明津液亏损；按之凹陷不能立即恢复说明是水肿，摸之松软、肢体臃肿说明是气肿。

皮肤局部高肿、焮热痛剧的是疮疡阳证，漫肿平塌、痛热较微者是疮疡阴证。肿块坚硬说明脓未成，肿块柔软波动的说明脓已成。轻按即痛说明病在浅表，深按方痛说明病患较深。

手足：手足位于四肢的末端，距离心脏较远，血液循环相对较慢，通过触摸手足温度、观察手足血液循环情况可以帮助判断相关病情。

小儿发热时，足心热说明是热邪所致，足胫（即小腿）冷说明是寒邪所致，手指尖冷说明是受到惊吓。平时手脚凉说明是阳虚，平时手足心热说明是阴虚。指甲按压后发白，放之即见红润说明气血充足，放之而不复红润者说明血虚。

摸手足还可以帮助判断骨关节类疾病，家庭儿科推拿中很少用到，在此不做过多介绍。

经络腧穴：人体脏腑与体表肢节通过经络联系，脏腑有变，往往在经络上有所反应。摸经络时沿经络外行线路循摩按压、弹击以寻找压痛和结节等变化，从而根据经络与脏腑的关系可推测病证。摸经络腧穴包括按经络和按腧穴两方面。

经络与腧穴就好比是河流与湖泊的关系。腧穴是脏腑之气传输的地方，当某一脏腑有病变时，则在相应的腧穴上有压痛或异常变化，通过按压不但可以找到压痛点，还可以有"按之痛解"和"按之立快"的感觉，因而可以根据压痛点与经络的关系测知相应脏腑的病变。另外，通过按腧穴还可以帮助诊断，如肺病可在肺俞有压痛；肝病在肝俞、期门有压痛；胆病在胆俞有压痛；胃病在脾俞、胃俞及足三里有压痛；阑尾炎在阑尾穴有压痛等。

　　除了以上所说的在经络腧穴方面按压之外，按压耳穴对诊断和治疗也有一定的效用。按压时可用火柴头或类似之物在耳穴上按压，寻找痛点，以测知相应脏腑及有关部位的病变。

　　总之，掌握摸诊的基本常识和程序，在推拿疗法中具有特殊价值。它不仅是一项重要的诊断方法，而且在推拿手法的选择、保证推拿手法施治部位的准确性上，都能发挥很大的作用。

3. 穴部推拿

　　推拿通常以刺激穴位、经络、经筋为主。海派儿科推拿理论认为，刺激穴位，如推某穴、拿某穴或某经，其实是刺激以穴位为中心的部位。以刺激点较小的一指禅推法和指按法为例，指端接触的穴位相对针尖而言要大许多，加之小儿推拿的某些特定穴除点状穴外，还有线状穴、面状穴甚至某一部位就是一个特定穴，如整个腹部就是一个特定穴——"腹"（图2-2），因此，将推拿刺激区以"穴部"相称更为恰当。

　　海派儿科推拿对具体穴部的认识也有不同的看法，比如脾经，一说在拇指桡侧，其实是一种误解。前人早已指出，画手时，拇指表现为侧面，所以穴位就只能标在侧面。至于"曲拇指直推为补"，也是一种误解。前人指出："曲者，旋也。"

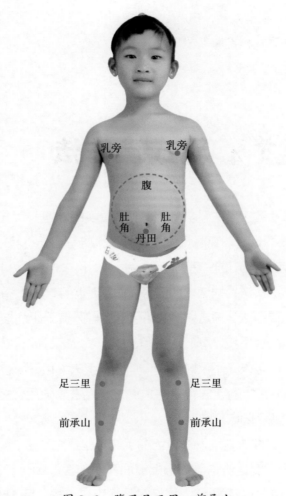

图 2-2 腹及足三里、前承山

况且"屈曲小儿拇指直推为补,伸直小儿拇指直推为清",在逻辑上也是讲不通的。

有些穴部是海派儿科推拿新设定的,如桥弓穴,这个穴部名称是从内功推拿"推桥弓法"中引用过来的。

4. 复式操作法

海派儿科推拿在要求手法轻快柔和、平稳着实的基础上,进而提出"轻而不浮,重而不滞,快而不乱,慢而不断",且在小儿推拿八法的基础上增改为十法。小儿推拿八法是传统的小儿推拿基本手法,即按、摩、掐、揉、推、运、搓、摇,其他手法还有捣法、抖法、捏法、刮法等。海派儿科推拿将上海推拿三大流派的主要手法,如一指禅推法、滚法、擦法等手法,融入传统小儿推拿手法,总结出小儿推拿十大手法,包括按、摩、捏、揉、推、拿、搓、摇、滚、擦,并加以变化应用。这些手法的融入,不仅增强了小儿推拿手法柔和、深透的作用,体现出"轻而不浮,重而不滞"的手法特点,为扩大小儿推拿适应证范围打下了基础,也在一定程度上提高了临床疗效。

小儿推拿手法的推法是比较有特色的手法,包括旋推法、直推法、分推法、合推法、运推法等。旋推法是以拇指螺纹面在穴部上做顺时针方向旋转推摩的手法,推时仅靠拇指小幅度运动,操作时频率较快,每分钟 150 ~ 200 次。主

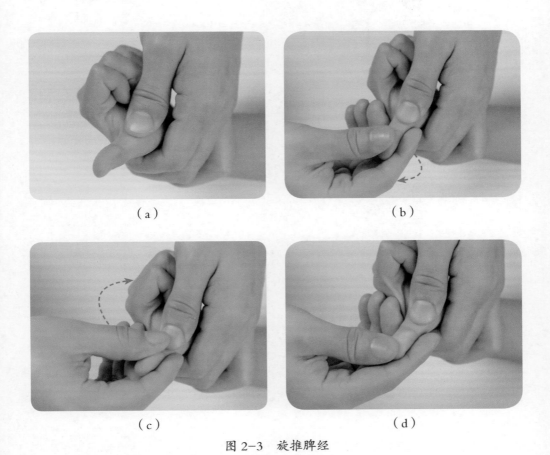

（a）

（b）

（c）

（d）

图 2-3 旋推脾经

要用于手部的面状穴部，如旋推脾经（图2-3）、旋推肾经等。旋推一般作为补法。

直推法则是以用拇指桡侧缘或螺纹面，或食（示）、中指螺纹面在穴位上做单方向直线推动的手法。用拇指直推操作时，主要靠拇指的内收和外展活动进行，操作频率更快，每分钟250～300次。常用于线状或面状穴部的操作，如开天门、清大肠、清肺经、推三关（图2-4）等。具有通散之功。这两种手法在小儿推拿临床应用最频繁，时间较长可能会引起拇指

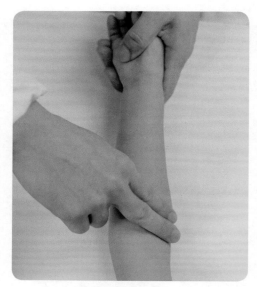

图2-4　推三关

关节酸痛甚至引起关节损伤。

金义成教授依据多年临床经验，将一指禅推法、滚法操作中摆动的形态以及松腕要点融入小儿推拿的手法中，以腕关节的摆动动作带动拇指的运动，使拇指关节的屈伸运动幅度变得很小，这样就可以避免关节损伤，不但应用起来更轻松，而且更柔和、深透性更强。

一指禅推法、滚法等手法的融入丰富了小儿推拿的手法内容，也扩大了小儿推拿的疾病谱。例如，金义成教授将青少年脊柱侧弯、脑性瘫痪、癫痫等疾病也

纳入小儿推拿适应证，扩大了小儿推拿的适应证范围。

　　另外，兵器有十八般，多种多样，人们又会根据十八般兵器的特点进行优化、组合，创造出更强、更高级的武器。海派儿科推拿理清了儿科推拿操作中所谓"大手法""复合手法"的不同讲法，提出了"复式操作法"的新概念——对两种或两种以上的手法进行优化复合操作，以产生更柔和、舒适、刺激效果更好的操作法，但复式操作法并不是任意两种以上手法简单的复合运用，它们是具有特定名称、经过复合优化的推拿操作法。在此需要特别指出的是，海派儿科推拿认为，运水入土（图2-5）、运土入水（图2-6）是两种复式操作法，而不是穴部名称，这不同于一些流派的观点。

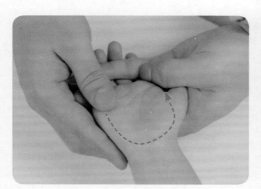

图 2-5　运水入土

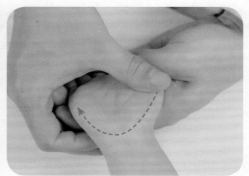

图 2-6　运土入水

5. 药　摩

　　顾名思义，药摩就是在摩法操作时配合使用药物。因为最开始用的药物是药膏，所以又称之为膏摩；操作时使用的药膏称为摩膏；有关摩膏的方剂就称为摩膏方。金义成教授认为，在应用这种方法时，已不限于摩法一种手法，还有揉、抹等；摩膏也不限于药膏一种剂型，还有丸、散、油、汤、酊、喷雾剂等，药摩的名称含义延伸为在推拿时配合用药的方法，因而称之为药摩法，诚如《圣济总录》中所说："则摩之用药，又不可不知。"

　　目前常用的摩膏方有葱姜水、冬青膏。

6. 通　法

　　《医学心悟》中提出的"汗、吐、下、和、温、清、消、补"八法，是前人在长期的医疗实践中总结出来的。海派儿科推拿认为，除此八法之外，还有一种重要的治疗方法——通法。

人与自然是一个整体，人体自身也是一个整体。人与自然要和谐，人体自身也要和谐。使人体自身和谐的重要方法之一就是运动，运动可以使气血流通循环往复。通法就是使"不通"得以"流通"，使疾病解除，这恰恰是推拿的重要功能。

推拿以经络学说为指导，能疏经通络、行气活血，有"营阴阳、濡筋骨、利关节"的功用。通法在推拿中具有开通、宣通、疏通、温通、通调、通散、通利、通降、通关、通窍、通闭、通经、通络、通脉、通脏腑等作用。经络发生病变则出现经络阻滞、气血不通，不通则痛，临床可以表现为痛、肿、瘀、麻、酸等症状。海派儿科推拿以痛点为治疗靶点，遵循"痛则通，不痛则不通"（此处的"痛"指的是痛点和异常反应点，"通"指的是疏通经络，"不"指的是没有）的原则，这和"通则不痛，不通则痛"（此处的"通"指的是经络通畅，"痛"指的是疼痛感）并不矛盾，前一原则指的是治疗机制，后一原则指的是病变机制。

此外，通法还包括开窍法、息风法、定痛法。推拿治疗小儿惊厥有很好的疗效，为上海民间所常用，俗称为"抑惊""推惊"。

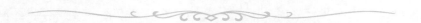

开窍法： 主要适用于神昏窍闭之证，是治疗昏迷的方法，常用招人中、按牙关、招十王等法，以通窍开闭。

息风法： 主要适用于肝风内动之证，是治疗抽搐、惊厥的方法。常用招揉五指节、精宁、威灵，拿肩井、委中、承山，招解溪、昆仑、仆参等法，以通经息风，正所谓"血行风自灭"。

定痛法： 主要适用于腹痛，是治肚腹、肢体疼痛的方法。常用揉外劳、一窝风、膊阳池，摩腹，揉脐，按背俞、足三里等法。

7、固本归元，以胃为本

"肾为先天之本""脾为后天之本"，而小儿又是"肺常不足""脾常不足""肾常虚"的体质，所以海派儿科推拿在治疗时强调补益脾肾、"固本"的治法。"本"是我们人体的元气、真气、根基，所以保护、巩固好我们的"本"对于疾病的恢复、健康的维护意义重大。

"固本"的含义主要包括以下五个方面。首先，"急则治其标，缓则治其本"，对于慢性病以治"本"为主；其次，脾虚、肾虚者，更需要"固本"；第三，小儿本身就有肺、脾、肾虚的生理特点，要治"本"；第四，在生活条件不断提高的情况下，人们对健康有了更高的要求，因此治未病和日常保健也被日益重视，要从"本"而治；最后，人体是一个整体，"固本"可以调整脏腑、平衡阴阳，有助于康复。

海派儿科推拿在固本归元之中，强调"补肾不若补脾"，因此更看重以脾胃为本。这是因为脾为后天之本、气血生化之源，五脏六腑皆有赖于气血滋养，而气血又是人体的根本物质；这其中，海派儿科推拿更强调"胃"，认为"人以胃为本"，胃为水谷之海，饮食首先入胃，若胃的功能发挥正常，则胃气强、气血强。前人早就指出："有胃气则生，无胃气则亡。"小儿在生长发育过程中，对营养的需求相对较多，部分家长贪图小儿多食，常使其脾胃受损伤，加之推拿可以直接调和脾胃、扶助正气，故而在临床中每以健脾和胃为主。

8、动静结合

海派儿科推拿在治疗中，还强调动静结合。即在治疗骨折、关节半脱位、脊柱侧弯、棘突偏歪中，经手法正骨后，常佐以固定的方法以提高疗效。此方法主要是针对筋骨关节类疾病，家庭儿科推拿中治疗此类疾病较少，在此不做过多叙述。

9、补　　泻

"补其不足，泻其有余"是中医调整气血、平衡阴阳，以达到人体和谐的重要法则。儿科推拿强调运用推拿手法的补泻以达到扶正祛邪、平衡阴阳、调和脏腑、疏通经络等作用。"补"主要是补正气之不足，凡能补助气、血、津液等人体基本物质和增强人体生理活动的治疗方法，即谓之"补"，比如补益气虚、血虚、津液不足等。"泻"是泻邪气之有余，凡能祛除邪气和抑制邪气亢盛的治疗方法，即谓之"泻"，比如泻火清热、通下导滞等。

尽看时下各小儿推拿流派对补泻的具体方法，均有所不同甚至完全相反，但海派儿科推拿认为补泻与推拿手法的方向、轻重、快慢、刺激的实质以及手法作用的部位有关。同时，推拿手法的轻重、快慢并非一成不变，而是要根据临床需要有所变化。只要手刺激得当、取穴得当，则可以取得双向调节和平衡的良性作用。

10、求变求实

变革、创新、进化是自然法则，大自然、国家、企业、人都要遵循此法则，推拿手法也要遵循此法则，才能不被时代淘汰。"求变"就是在操作应用中不能单纯地照抄、照搬，而是要根据临床实际情况进行相应的变化；"求实"是指这些变化不是为变而变，而是为了讲求实效，有针对性、有依据性地变化。比如在揉法操作时，除了传统的单指揉之外，还有加强版的双指揉和三指揉；又比如在擦法操作时，除了鱼际擦法和掌擦法之外，还有轻巧版的三指擦法；再比如捏法中的三指捏法，就是从民间"翻皮肤法"演化而来的，此方法不仅操作方便，而且更符合古人所说的"拈取其脊骨皮"中"拈"的含义（图2-7）。

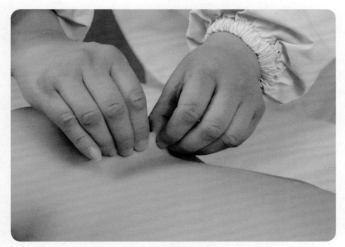

图 2-7　三指捏法

　　中医治疗强调辨证论治，治疗方案一旦确定，一般会持续应用一段时间，在此过程中会根据病证的变化和治疗效果进行加减微调。这就是"以变应变"，乃题中之义。而对一些慢性病，特别是需要推拿治疗较长时间的病症，如脑瘫、小儿麻痹后遗症等运动、神经系统疾病，往往需要将一种治疗方案应用较长时间。而我们在临床中的做法是，针对这些慢性病制订两种以上的治疗方案，交替加以变化应用，这样做不但可以对机体产生新的刺激，还可以进一步提高治疗效果。

海派儿科推拿的学术观点还有很多，在此仅仅罗列了一些有代表性的或与其他流派不同的观点，而对于观点的真正理解与应用，需要在实践中不断摸索、领悟。

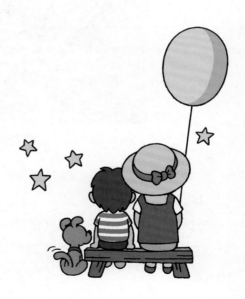

叁

海派儿科推拿
验案举隅

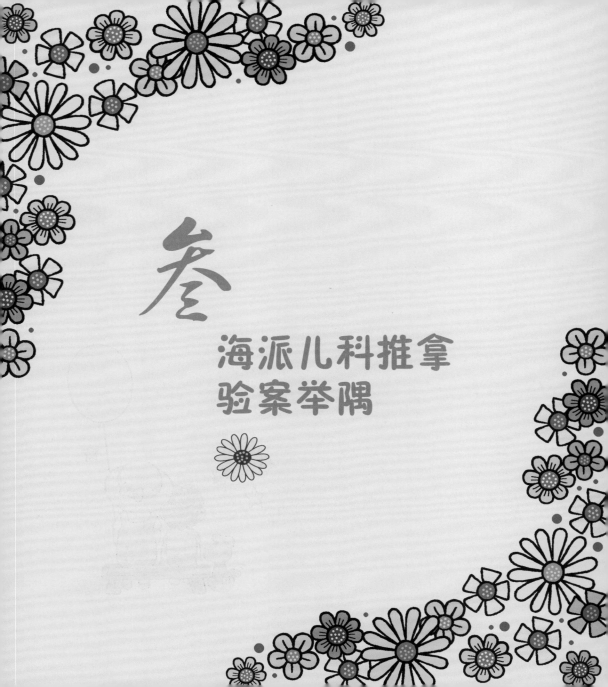

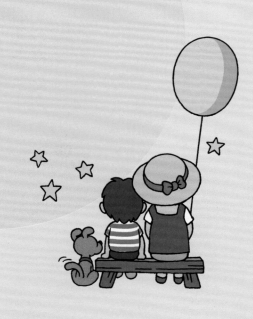

1、推拿治疗小·儿腹泻

一般情况: 患儿,女,1岁1个月,2012年7月6日首诊。

主　诉: 患儿腹泻3日。

现病史: 腹泻3日,一日4～5次,大便稀薄,酸臭如败卵,夹有奶瓣,含少量黏液。神疲,伴呕吐,食欲不振,哺乳后即泻。舌红,苔厚腻,脉滑。

分　析: 此患儿大便臭如败卵,夹有奶瓣、少量黏液,属小儿泄泻之伤食泻。

治　则: 健脾和胃,消食止泻。

处　方: 清胃经100次,补脾经300次,补大肠100次,清小肠100次,揉板门50次,顺时针揉中脘100次,顺时针揉脐(图3-1)、揉天枢(图3-2)各100次,逆时针摩腹(图3-3)3分钟,揉龟尾(图3-4)60次,推上七节骨60次。每日治疗1次。

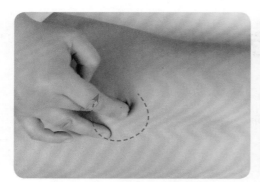

图 3-1　顺时针揉脐

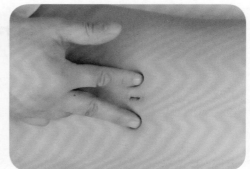

图 3-2　揉天枢

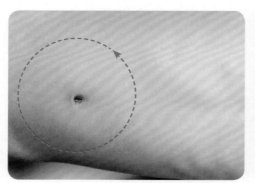

图 3-3　逆时针摩腹

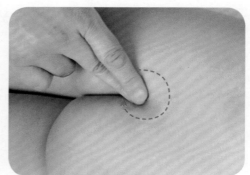

图 3-4　揉龟尾

治疗经过

2012 年 7 月 9 日二诊，家长诉经 3 次推拿治疗后，患儿腹泻症状明显改善，一日仅 2 ～ 3 次，便成糊状，偶有奶瓣夹杂；舌红，苔偏腻，脉细。予原方续治。

2012 年 7 月 15 日三诊，家长诉患儿腹泻症状已除，大便成形、质软，胃口及苔腻情况较前明显改善。予原方去清胃经、补大肠、清小肠，加补肾经 300 次，捏脊（图 3-5）5 次，巩固治疗。续予 3 次治疗后痊愈。

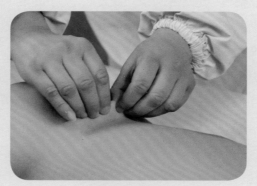

图 3-5 捏脊

按语

　　本病为小儿腹泻病。西医学将小儿腹泻视作仅次于呼吸道感染的儿科常见疾病，其病因可分为感染性与非感染性。其中感染性因素为病毒、细菌、寄生虫等，病毒占大多数，尤以轮状病毒为首；非感染因素则以喂养不当、食源过敏等饮食因素以及气候变化引起的胃肠功能紊乱为主。临床上过度、频繁地使用抗菌及止泻药物，易使腹泻症状迁延不愈。长期使用抗生素还会引起小儿肠道菌群失调，不但损害了小儿的消化功能，还会影响小儿的生长发育。运用推拿疗法治疗小儿腹泻有悠久的历史，操作简便、疗效肯定、经济安全。金义成教授认为，小儿腹泻的根本在于脾胃，由于小儿具有生机蓬勃、发育迅速的特点，其阴生阳长均需脾胃化生更多的水谷精微以充盛机体，因此小儿脾胃的负担相对较重；同时，小儿兼具脏腑娇嫩、形气未充的特点，脾胃相对较薄弱，感受外邪、内伤乳食、久病等均可引起脾胃失调而导致腹泻。

　　本案例根据患儿的临床表现，当属小儿伤食泻。治则治法上，初期清补并用，后期则补脾固肾，整个疗程很好地体现了金义成教授"通""固"思想的精髓。"通"即针对患儿初期虽表现腹泻之症，但泻下物臭如败卵、夹腐食，是内积糟粕的表现，不可盲目止泻，而当通降腑气、清涤肠道，使糟粕排出，防邪内留，方能取效。"固"则基于小儿"脏腑娇嫩"之生理特点，考虑患儿脾气本不充实，遇泻更虚，因此治疗初期宜结合固本补脾之法，健提脾气，以防泻下过度、气耗津伤；疾病后期，患儿糟粕已除、肠腑已通，而体虚未复，故在补脾基础上合益肾之力，以加强"扶正固本"之意。

操作上，金义成教授取清胃经、清小肠、顺时针揉中脘、顺时针揉脐、顺时针揉天枢等清肠除邪；取补脾经、补大肠、逆时针摩腹、揉龟尾、推上七节骨、揉百会等补虚升提。后期加补肾经、捏脊以巩固扶正固本之效，从而使该患儿获愈。摩腹、揉龟尾、捏脊等是金义成教授在多年临床经验中总结出的治疗小儿泄泻行之有效的穴部。摩腹能调节胃肠蠕动，增强消化吸收功能，从而健脾和胃止泻，逆时针为补，顺时针为泻，补其脾胃，消其积滞，以达止泻目的；揉龟尾可兴奋支配肛门括约肌的神经，调整肛门括约肌功能而止泻清热；现代试验研究证明，捏脊能使大脑皮质自主神经活动得以改善，使消化液、消化酶分泌增加，血清蛋白存留率增高，活跃造血功能，并能调节机体酶活力，改善小肠吸收功能。因此，无论针对何种证型的小儿泄泻，皆可灵活运用这些穴部。

❋❋❋ 2、推拿治疗小儿肌性斜颈

一般情况： 患儿，女，1 个月零 3 天，2012 年 2 月 14 日首诊。

主　　诉： 发现右颈部包块 20 日。

现 病 史： 20 日前，患儿家长偶然摸到患儿右颈部有一包块，遂至医院就诊，体检及 B 超检查后，确诊为小儿肌性斜颈，欲寻求保守治疗。患儿足月，顺产，头胎。孕期母亲喜静恶动，睡觉固定朝向一侧。

体格检查： 患儿头部向右侧偏斜，头部右转活动受限，右颈部一肿块，大小约 12 毫米 ×15 毫米，表面光整，边缘清晰，质地较硬，双侧颜面不对称，双眼大小不一致，髋关节无异常。颈部 B 超检查提示右侧胸锁乳突肌肿块。

分　　析： 根据患儿症状、体征及辅助检查，诊断为小儿肌性斜颈，中医病属"筋结"。

治　　则： 活血通络，舒筋散结。

处　　方： 按揉桥弓穴（图 3-6）约 5 分钟；拿捏桥弓穴（图 3-7）1 分钟；

头部被动牵伸（图 3-8）（短暂 5 次后做 1 次固定 1 分钟的牵伸，反复交替共 4 遍）；按揉双侧颈项肌与斜方肌 2 分钟；拿肩井 20 次。每日治疗 1 次，每周治疗 5 次，周末休息。

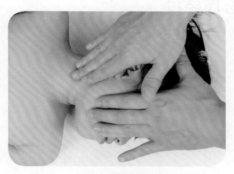

图 3-6　按揉桥弓穴

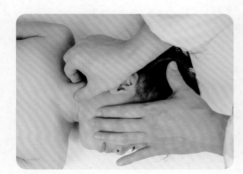

图 3-7　拿捏桥弓穴

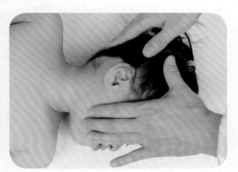

图 3-8　头部被动牵伸

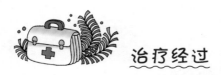

治疗经过

　　2012年4月19日，患儿家长诉治疗后，患儿头仍习惯性朝右偏斜，右转活动度较前增加；右颈部肿块较前缩小，质地变软；颜面细看仍有不对称，双眼大小不一致。复查颈部B超，提示右侧胸锁乳突肌有肿块，但较前好转。续予原方治疗。

　　2012年6月12日，患儿头朝右偏斜的程度较前减轻，右转活动度较前明显改善，右颈部肿块不明显，颜面不对称不明显，双眼大小不一致尚存在，然较前有改善。复查颈部B超提示右侧胸锁乳突肌增厚。续予原方巩固治疗。

　　2012年8月11日，经治后，患儿头朝右偏斜症状已不明显，右转活动度可，右颈部肿块已消散，颜面及双眼大小不对称情况均不明显。复查颈部B超，提示双侧胸锁乳突肌未见明显异常。

按语

　　本病为小儿肌性斜颈，西医学认为本病多由分娩时产道或产钳挤压、胎位不正等造成的肌纤维挛缩所致。常于小儿出生时或出生后数月内被发现，发病率为0.2%～0.5%。临床表现以头向一侧歪斜为特征，并继发面部和头颅左右不对称畸形。若不及时合理治疗，畸形会随年龄增加而逐渐加重，严重影响患儿面容，并对其成年后的心理、工作和婚姻造成影响。

　　中医认为小儿肌性斜颈属"筋挛""筋结"范畴，是由于小儿颈部经筋受损、瘀血留滞、聚而不散，致使经筋挛缩引起。早期筋脉拘急则筋结，即肿块形成；日久失治，筋脉拘挛则筋挛，即胸锁乳突肌挛缩形成条索。该病西医治疗以手术为主，但考虑患儿年龄幼小及手术麻醉等存在的风险，大多数学者主张1周岁以内患儿不宜手术，可先保守治疗，无明显疗效者再行手术治疗。推拿治疗本病疗效好且较安全，本病为儿科推拿的优势项目。金义成教授认为，此类斜颈患儿的治疗年龄越小、效果越佳，当以足月内开始治疗效果显著、治愈率高，因此应早发现、早治疗。

　　金义成教授依据多年临床经验，总结出小儿肌性斜颈的"四步推拿法"。本例患儿治则以"通法"为基础，以活血通络、舒筋散结为主线，提出"舒筋解挛，软坚消肿，牵伸矫形"的观点，在进行广泛文献调研和临床实践的基础上制订如下方案：按揉法、弹拨法以舒筋解挛，松解挛缩；拿捏法软坚散结，消除肿块；

被动牵伸患侧胸锁乳突肌以矫正畸形、纠正斜颈。在推拿手法上，该病主要以按揉、拿捏时配合弹拨为主线，其中拿、捏二法正是金义成教授将上海推拿流派与传统小儿推拿手法有机融合的体现，在按揉放松的基础上，运用拿、捏及弹拨法增加通络散结的效力，特别适合小儿筋病的治疗。在穴部的选用上，金义成教授融汇内功推拿中推桥弓法的内容，将本病的治疗重点确定为桥弓穴，丰富了小儿推拿理论。对于本病的治疗，着重于消肿散结，操作时要求力量柔和深透、用时短。此外，每次治疗结束前不忘对相关肌群进行整体放松，以避免胸锁乳突肌周围肌肉组织的僵化。

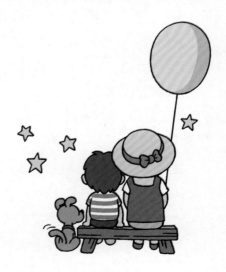

3、推拿治疗 小·儿脑性瘫痪

基本情况：患儿，女，7 个月，2012 年 1 月 8 日初诊。

主　诉：患儿颈软伴四肢瘫软无力 3 个月。

现 病 史：3 个月前，患儿家长发现患儿颈软不能抬起，未就医。发现症状 1 个月后，察觉患儿仍不能抬头，且四肢瘫软无力，遂往儿童医院就诊，经评估后被诊断为"脑性瘫痪"，予相关康复治疗。为求全面治疗，来金义成教授门诊求治。刻下患儿颈软伴四肢消瘦，瘫软无力，面色无华，毛发稀疏，神色淡漠，反应迟钝，纳呆，大便偏稀，夜寐尚安。唇舌淡，苔少，脉细。

分　析：依据儿童医院诊断，明确该患儿为小儿脑性瘫痪，证属中医肝肾亏虚。

治　则：补肾填髓，养肝强筋。

处　方：补脾经、肾经各 300 次，揉中脘 3 分钟，揉气海及关元 3 分钟，摩腹 3 分钟，按揉足三里 100 次（图 3-9），拨阳陵泉 100 次，按揉涌泉 100 次，按揉背俞穴（图 3-10）及膀胱经各 2 遍，捏脊 5 次，擦督脉（图 3-11）10 遍，按揉百会 60 次，按揉肩髃、肩髎、曲池、臂臑共 1 分钟，拿双上肢 5 次，摇双上肢之肩、肘、腕关节各 5 次，按揉环跳、居髎、髀关、承扶、委中、承山共 1 分钟，滚臀部及下肢 1 分钟，拿双下肢 5 次，摇髋、膝、踝关节各 5 次。隔日治疗 1 次。

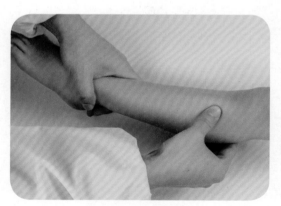

图 3-9　按揉足三里

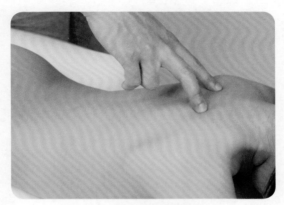

图 3-10　按揉背俞穴

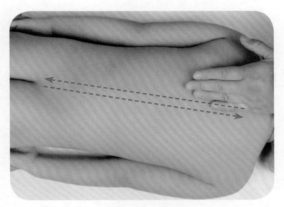

图 3-11　擦督脉

治疗经过

　　2012 年 10 月 12 日复诊。经近 10 个月的推拿结合康复治疗后，患儿头部已能缓慢抬起，四肢肌肉较前略丰满，肌力有所改善，借旁人辅助能缓慢起身并独自站立，对外界声、色有反应，进食量较既往有所增加，大便偏稀，夜寐安。在金义成教授的建议下，父母坚持治疗，伴随患儿成长。经过 3 年余的治疗，患儿生长发育基本正常，神情自若，毛发正常，日常肢体活动无障碍。

按语

　　本病为小儿脑性瘫痪，是指大脑在发育成熟前，因损伤或病变而出现发育障碍，是以非进展性中枢性运动障碍和姿势异常为主要表现的综合征。本病影响患儿的身体发育及能力、个性、认知，影响其与家庭、社会的关系，是儿童致残的主要疾患之一。在发达国家的发生率约为 2‰，我国为 1.5‰ ~ 5‰，近年来其发病率有不断上升的趋势，属难治性疾病，也是世界性难题。本病属中医学"五迟""五软""五硬""痿证""痴呆"等范畴，多因肾精亏虚、气血不足，以致筋骨失养、脑髓不充所致。中医学认为，本病与肝肾不足和脾胃虚弱有关。本病病因及症状复杂，西医学多以综合手段治疗，如现代康复、针刺、推拿等。

金义成教授对于该病的诊治，尤其注重"扶正固本"，着重于益肾、补肝、健脾。因肾为先天之本，补肾可直接滋养脑髓；肝主筋，与肾同源，故补肝以强筋；脾胃为后天之本，主肌肉，可生化气血、充盈肌肉。本病例中患儿四肢消瘦、瘫软无力、面色无华、毛发稀疏、神色淡漠、反应迟钝等乃典型的脾胃虚弱、肝肾不足之象，故以补脾经、补肾经、揉中脘、摩腹、按揉足三里及阳陵泉等，以益肾、补肝、健脾；揉百会以刺激脑部发育。另外，在治疗选穴上尤其强调小儿脊柱周围的穴部，因背部为背俞穴所在，为五脏六腑阴阳之会，为脏腑精气输注之处。从经络循行部位来看，督脉起于长强穴，上循脊柱，并于脊里至风府穴，进入脑内，而膀胱经亦循脊两侧，以上两经循行之路，正是主要的推拿部位。督脉为诸阳脉之海，能总督一身之阳，督脉不通则诸脉不通，无论病在气分或血分，均可于总司气血之脊部进行治疗而取效。金义成教授运用"一指禅"手法于背部的脊柱及膀胱经操作，同时配合捏脊、擦督脉以调阴阳、振阳气、行气血、和五脏，达到了很好的促进发育的作用。以上这些穴部的操作皆准确体现了"扶正固本"的精髓。此外，依据本案例中患儿四肢瘫软症状，治疗时不忘标本兼顾、内外兼治。按揉肩髃、肩髎、臂臑、曲池等穴，拿、搓上肢等手法，配合上肢的各项被动运动，以增强上肢功能。按揉环跳、居髎、承扶、委中等穴，滚臀部及下肢，配合下肢的各项被动运动，以提高下肢功能。

　　推拿治疗对脑性瘫痪患儿的肢体及智力发育均具有积极作用，然而本病终究是一种恢复甚缓、见效甚微的疾病，因此患儿家长也需调整好心态，耐心、积极面对。

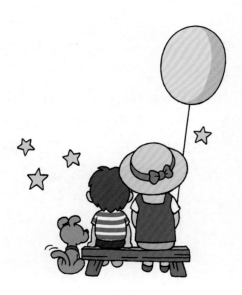

4、推拿治疗儿童特发性脊柱侧弯

一般情况：患儿，女，6 岁，2012 年 3 月 29 日首诊。

主　诉：发现脊柱弯曲 4 日。

现 病 史：患儿母亲 4 日前为患儿洗澡时发现患儿脊柱弯曲，有轻微的右肩高、左肩低，患儿无自觉明显不适，遂至医院就诊，X 线检查提示脊柱呈"S"形侧弯，科布角 35°，未发现明显占位性改变。遂来寻求保守治疗。

查　体：脊柱侧弯呈"S"形，背部一侧局限性隆起，隆起部位有轻压痛感；颈胸段向右侧弯，胸腰段向左侧弯。两侧肩胛骨下角和两侧髂翼在同一平面。

分　析：根据患儿症状、体征及辅助检查结果，可明确诊断为脊柱侧弯。

治　则：舒筋通络、矫正畸形为主，补肝益肾为辅。

处　方：患儿俯卧位。掌揉双侧膀胱经，自上而下 5 遍；滚双侧膀胱经

3 分钟；揉夹脊穴，自上而下 2 分钟；按揉肝俞、脾俞、肾俞各 1 分钟（图 3-12、3-13、3-14）；擦骶棘肌。患儿坐位，进行胸椎旋转复位，以纠正胸椎的错缝。隔日治疗 1 次，每周治疗 3 次。

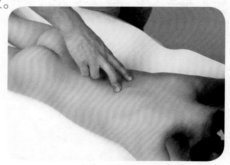

图 3-12　按揉肝俞

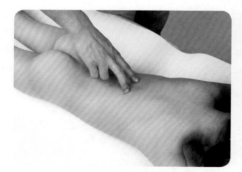

图 3-13　按揉脾俞

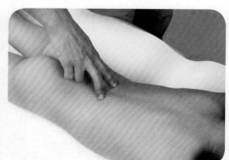

图 3-14　按揉肾俞

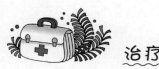

治疗经过

2012年10月8日复诊。经半年治疗后，患儿脊柱侧弯度较前明显改善，复查X线片提示脊柱轻度"S"形侧弯，科布角小于20°。继续巩固治疗一段时间后，患儿双侧肩基本相平，背部无明显隆起，无压痛，形体外观无明显异常。

按语

脊柱侧弯是指脊柱的某一段偏离身体中线，以脊柱向侧方凸出呈弧形或"S"形为主要表现的疾病。脊柱侧弯是危害我国儿童和青少年的常见病、多发病。据统计，其发病率高达1.06%，其中特发性脊柱侧弯占脊柱侧弯患者总数的85%以上，男女发病比例为0.51∶1。中医学认为该病属"龟背"范畴。

早在20世纪80年代，金义成教授就开始研究小儿脊柱侧弯的推拿治疗。他发现，儿童和青少年由于学业繁重、体质较弱、运动减少等多种因素，脊柱侧弯的发病率有不断上升的趋势。本病早期不易察觉，因而经常错过保守治疗的最佳时期，只能通过手术治疗，给患儿身心造成很大伤害。金义成教授曾普查上海市各中小学以了解未成年人脊柱侧弯的发病情况，收集上千病例用以临床研究，证明推拿治疗脊柱侧弯疗效显著且无痛苦。

金义成教授认为，治疗小儿脊柱侧弯的最佳时机是在骨骼成熟前，治疗越早、效果越好。具体治则仍以"通法""固本"为指导。"通法"以舒经活络，矫正畸形，如㨰双侧膀胱经、擦骶棘肌，均体现了金义成教授将海派儿科推拿融于传统推拿手法的鲜明风格。而本病治疗中最关键的正脊手法，亦是将正骨之要义灵活而恰当地运用于小儿疾病的治疗，可直接对侧弯的脊柱起到矫正作用。但在实际操作过程中，对施术者的要求也相对较高，包括准确的定位、适当的发力，以及手法操作时患儿对施术者的心理信任感等，须从实践中渐渐体会与掌握。多年临床观察发现，脊柱侧弯患儿以女孩多见，且形体多瘦弱、体质较差、不爱运动。可见，本病的发生与肝肾不足、筋肉失养有关。因此，治疗时应从整体出发，在"通法"的基础上注重扶正固本，通过按揉肝俞、脾俞、肾俞等背俞穴以补益肝肾、调和脏腑、疏通经络，从而改善肌肉、神经、骨骼的营养。脊柱侧弯的发生多与儿童姿势不良、喜静恶动等习惯有关，因此家长应注意纠正孩子的不良姿势与习惯。

以往脊柱侧弯不属于小儿推拿治疗的常见病种，而金义成教授在继承传统的基础上海纳百川，将海派儿科推拿手法不断推陈出新，扩大了小儿推拿适应证范围。

肆

海派儿科推拿
代表人物

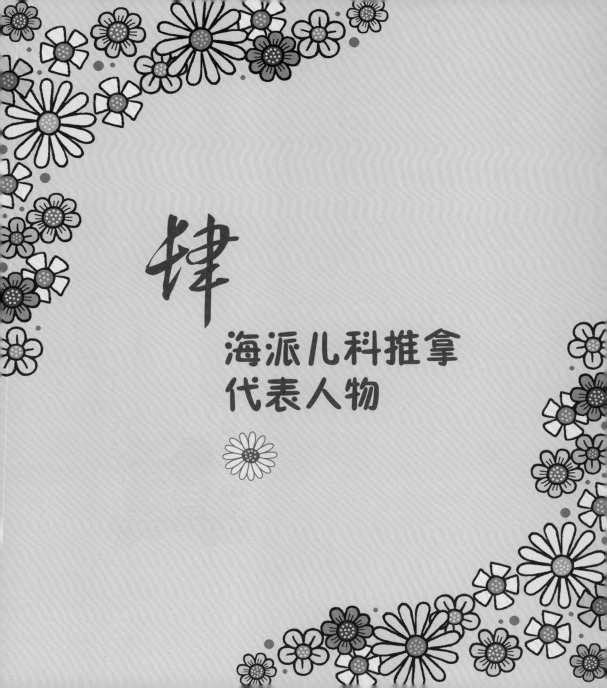

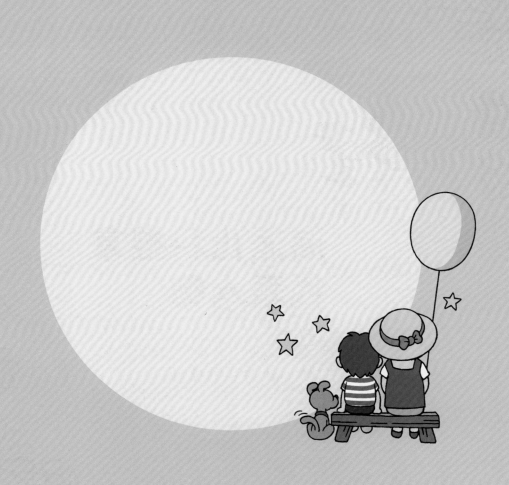

1、上海市主要代表人物

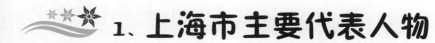

主任医师、教授
上海中医药大学专家委员会专家、老教授协会
副会长
历任上海中医药大学小儿推拿教研室主任、上
海中医药大学附属岳阳中西医结合医院推拿科
主任
海派儿科推拿领军人物

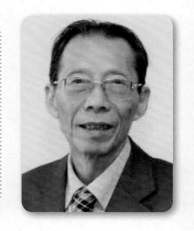

　　金义成，1944年8月出生于上海，祖籍江苏建湖，主任医师、教授，上海中医药大学专家委员会专家、老教授协会副会长，山西运城中医小儿推拿学校名誉校长、学术顾问，世界中医药学会联合会小儿推拿专业委员会顾问，全国中医

药儿童健康工程试点工作专家委员会顾问，中国中医药研究促进会小儿推拿外治专业委员会名誉主任委员。

金义成在上海中医学院（现上海中医药大学）附属推拿学校学承一指禅推拿、滚法推拿、内功推拿、小儿推拿，该校推拿专业由丁季峰、王百川、王纪松等名家亲自执教，王松山、钱福卿、朱春霆等前辈亦有时到校指点。金义成在实习和留校工作期间，得到恩师王百川的悉心传授。自1963年毕业以来，一直工作在教学、临床、科研第一线，历任上海中医药大学小儿推拿教研室主任、上海中医药大学附属岳阳中西医结合医院推拿科主任。金义成以对中医推拿学科发展的满腔热情和高度责任心，兢兢业业、辛勤耕耘、不断进取，历50多年的艰苦努力，宵衣旰食、焚膏继晷，独立编著和参编出版推拿专著40余部，撰写并指导摄制推拿影视作品8部，曾为《中国医学百科全书·推拿学》编委，并作为主要作者之一参与编写《简明中医辞典》《中医大辞典》。金义成在推拿文献研究方面成就斐然，他首次全面挖掘整理了小儿推拿历代文献资料，并编著《小儿推拿》，读书刻意求索、博采众长、无门户之见、不偏主一家，屡次印行仍供不应求。此外，他融古冶今、广征博引，荟前人之学说、萃今人之创获，经十年磨一剑，所著《中国推拿》第一次全面阐述了推拿发展史，系统整理了药摩的历史成就，为中医推拿的医、教、研工作提供了宝贵的资料。《中国推拿》被誉为难得之精品，一经面世便被大英博物馆收藏。

金义成十分重视临床，虽年过古稀，仍按时出诊。他认为，一名医生离开临床实践，就如无源之水、无根之木，读万卷书不如行万里路。推拿临床涉猎范围甚广，为此，金义成除了在医典中寻求帮助外，还注意学习相关学科，如在 20 世纪 60 年代末和曹仁发一起随海上妇科名家朱小南、伤科名家石幼山先生临诊，时请教于二老。其从事临床不断，因而临床经验丰富、功效如意。国家中医药管理局曾将其作为中医药教授派往瑞士教学不久，即被当地媒体采访并做专题报道。丰富的临床经验和积累的文献资料，对其教学工作相当有益，其所著《小儿推拿学》颇获好评。金义成从教数十年，可谓是桃李满园，不少他的学生已成为全国各地的推拿栋梁之才。

在重视继承和临床的基础上着力创新，是金义成毕生坚持的方向和追求的目标。他所领军的海派儿科推拿融汇百家、兼收并蓄，无门户之见，可谓是海派无派；又有自身的特色，又是有派之谓。万变不离其宗，保留传统儿科推拿和一指禅推拿的精髓，此乃海派有形之说；而其无形之说，是指不墨守成规、不泥古不化，不断吸收新知、补充新的内容。如在小儿病因方面提出要重视情志变化；再如在穴位上根据特定穴原有线（带）面（部位）状之说，加上推拿手法操作，施治者触及患者的穴位不可能如针尖之状，实际上均为大小不同之部位，因此"穴部"之说更能反映推拿之部位；三如手法融入成人三大流派的主要手法，不仅有助于手法的深透，更能扩大小儿推拿适应证的范围；四如"痛则通，不痛则不通"，并非标新立异、故作惊人之语，而是推拿治法"以痛为腧"的进一步发展，与"痛则不通，不通则痛"相为补充，一为临床应用、一为病理机制；五如"通法"的提出，是对具有疏通、宣通、通经、通利、通顺等作用的高度概括，通法的提出和确立对推拿临床具有重要的意义；六如推拿历来讲究补泻，然而方法各异甚至截然相反，金义成认为，推拿具有调整和平衡的作用，对此不必强求一统；七如小儿体质为稚阴、稚阳，临床中治标当不忘扶正，在方法上强调健脾和胃、调中固本。凡此等等，不一而足。

金义成以他锲而不舍的工作和丰厚的文献成果，以及扎实的临床功底，为推拿学的振兴和发展贡献了自己的才智和力量。作为我国儿科推拿学科带头人，金义成虽在业界享有很高的学术地位和声望，却自谦为"老兵"，意在"老骥伏枥，志在千里"，要为海派儿科推拿的春天谱写新篇。

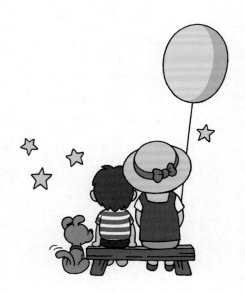

孙武权

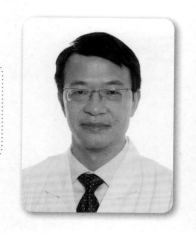

针灸推拿学博士
上海中医药大学附属岳阳中西医结合医院推拿科主任、主任医师、硕士研究生导师

　　孙武权，祖籍河南，1967 年 11 月出生于上海，1990 年毕业于上海中医药大学推拿系。现任上海中医药大学附属岳阳中西医结合医院推拿科主任、主任医师、硕士研究生导师，兼任上海市中医药研究院推拿研究所临床研究室主任、中华中医药学会推拿分会第五届委员会常务委员兼秘书长、世界中医药学会联合会小儿推拿专业委员会第一届理事会副会长、中国民族医药学会推拿分会第一届委员会副会长、世界中医药学会联合会中医手法专业委员会第一届理事会常务理事、中国民族医药学会儿科分会第一届委员会常务理事、中国康复医学会颈椎病专业委员会第七届委员会委员兼眩晕学组委员、上海市中医药学会推拿分会第九届委员会副主任委员、上海市中西医结合学会脊柱医学专业委员会第一届委员会委员，上海市长宁区中医推拿协会理事长，*Journal of Acupuncture and Tuina*

Science 编委、上海市医学会第四届医疗事故鉴定专家库成员、上海市"中医专家社区师带徒项目"指导老师、上海市中医医疗质量控制中心针灸推拿质控组专家委员会委员、上海市医师协会中医类别针灸推拿专科医师定期考核专家组组长、上海市专科医师规范化培训中医针灸推拿科专家组组长、丁氏推拿流派主要传承人、上海市非物质文化遗产丁氏推拿疗法项目负责人、国家中医药管理局"严隽陶名老中医药专家传承工作室建设项目"负责人、上海中医药大学"全员育人服务学生成长导师团"导师、上海中医药大学附属岳阳中西医结合医院海派儿科推拿讲师团团长等。

孙武权在推拿科从事临床、科研、教学和管理工作 20 余年。作为参与者，他曾获得中华中医药学会科学技术奖一等奖、上海市科技进步奖一等奖等奖励，参加编写了《中国推拿大成》《现代中医药应用与研究大系·推拿》《中医推拿临床手册》《康复工程学》《跟名医做临床·针推伤科难病》《今日推拿》《推拿学》《推拿治疗学》等多部专著和教材，参与了国家中医药管理局重点专科推拿协作组、儿科协作组和推拿医疗技术协作组的工作。

孙武权一直致力于海派儿科推拿的临床推广应用，经过几年努力，使上海中医药大学附属岳阳中西医结合医院推拿科从事小儿推拿的专业医师和门诊人次不断增加；同时，通过海派儿科推拿讲师团的科普宣教，提高了大众对小儿推拿的认知度。

纪　清

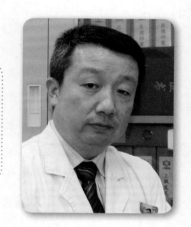

医学硕士
上海中医药大学附属市中医医院推拿科主任、
针灸推拿学教研室主任、主任医师、硕士研究
生导师

　　纪清，上海市人，出生于 1963 年 3 月，医学硕士、主任医师、硕士研究生导师，现任上海中医药大学附属市中医医院推拿科主任、针灸推拿学教研室主任，兼任上海市中医药学会推拿分会副主任委员、中华中医药学会推拿分会委员、上海市中医医疗质量控制中心针灸推拿质控组专家委员会委员、中华中医药学会亚健康分会常委、上海市康复医学会中西医结合专业委员会常委、上海市中医药学会民间传统诊疗技术与验方整理分会委员。

　　纪清于 1981 年考入上海中医学院（现上海中医药大学）针灸推拿系针灸推拿专业。在校期间，他深得如今推拿界泰斗级人物严隽陶教授、金义成教授等名师的谆谆教导，练就了扎实的推拿基本功，毕业后进入上海市中医医院工作。他在工作岗位上兢兢业业，从住院医师开始，一步一个脚印，至 1994 年被聘任为推拿科主任，并于 2007 年获得主任医师资格。作为针灸推拿教研室主任，纪清主任除了完成针灸学及推拿学的日常授课以外，每年还带教国内外临床学生 100 人次，先后被聘为上海市中医医院学术委员会委员、国家医师资格考试上海考区中医类实践技能考试基地主考官以及上海市中医类别住院医师规范化培训专家组成员。

纪清主任在临床中擅长运用中医传统疗法结合现代医疗手段治疗颈、肩、腰椎疾病等脊椎及脊柱相关疾病，骨关节炎、腱鞘炎，头痛、眩晕、面瘫，小儿消化不良、遗尿、肌性斜颈等疾病，以及慢性疲劳综合征、亚健康状态的中医药调理。他曾主持、参与 10 余项部、校、局、院级课题，已发表专业论文 30 余篇，主编及参与编写《推拿治疗学》《推拿功法学》《推拿手法学》《中医针灸推拿康复科应知应会手册》等教材 10 余部。近 5 年来先后承担完成国家中医药管理局、上海中医药大学课程建设 4 项课题。

近几年，纪清主任将研究工作重心转向了小儿推拿领域。2015 年，他被聘为世界中医药学会联合会小儿推拿专业委员会常务理事，主编了《常见病特色推拿治疗》一书，其中小儿推拿部分总结了他 30 年来的小儿推拿经验；另外，他还参与了全国中医药行业高等教育"十二五"规划教材《小儿推拿学》的编写工作。目前主持"进一步加快中医药事业发展三年行动计划"1 项——"小儿推拿联合中药外敷治疗小儿常见病的临床优化方案研究"。

潘云华

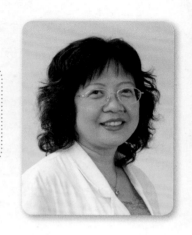

上海中医药大学附属龙华医院推拿科主任及推拿教研室代理主任，上海市中医药学会推拿分会副主任委员

　　潘云华，1965 年 7 月出生，1988 年 7 月从上海中医药大学（原上海中医学院）推拿系本科毕业后即进入上海中医药大学附属岳阳中西医结合医院小儿推拿科工作，师从金义成教授，跟师学习小儿疾病的推拿治疗理念和方法。1995 年担任岳阳医院推拿科代理小儿推拿教研室主任，2000 年 11 月晋升为副主任医师。2002年 3 月至 2010 年 3 月为上海中医药大学附属龙华医院推拿科主任及推拿教研室代理主任，2008 年担任上海市中医药学会推拿分会副主任委员。

　　潘云华在临床上充分运用所学的知识结合金师经验，不断研究探索。在治疗小儿疾病过程中，潘云华利用小儿不耐刺激及长时间治疗的特点，采取先轻后重的手法治疗，在治疗过程中结合小儿的心理特征采取各种方法，取得较好的疗效。她多次参与制作小儿推拿常见病的视频教材，参与科研课题"推拿防治老年性骨骼肌衰弱的临床研究以及推拿手法治疗乳腺炎的研究"。

发表的论文有:《推拿治疗小儿脑性瘫痪 20 例》(《上海中医药杂志》)、《小儿肌性斜颈病因病理新探》(《按摩与导引》)、《小儿推拿教学实践与探索》(《推拿年会》)、《推拿治疗 2 型糖尿病 1 例》(《现代中西医结合杂志》)、《推拿治疗小儿厌食症脾胃虚弱的手法研究》(《针灸推拿医学》)、《以项背部推拿为主综合治疗青少年真性近视临床观察》(《上海中医药杂志》)。

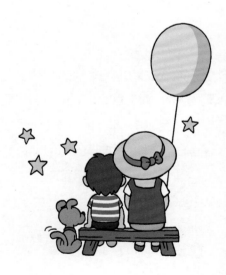

姜淑云

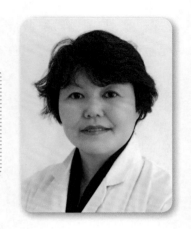

医学博士
上海中医药大学附属岳阳中西医结合医院步态
分析室主任、主任医师、副教授、硕士研究生
导师

　　姜淑云，医学博士、主任医师、副教授、硕士研究生导师，国家中医药管理局"十二五"预防保健重点专科主任，上海中医药大学附属岳阳中西医结合医院步态分析室主任，海派儿科推拿讲师团顾问，美国步态与临床运动分析学会 (GCMAS) 会员，美国脑瘫发育医学学会 (AACPDM) 会员，中国残疾人康复协会肢体残疾康复专业委员会儿童青少年学组委员。1989 年 7 月毕业于黑龙江中医药大学，获中医临床学士学位；1998 年 7 月毕业于黑龙江中医药大学，获针灸学硕士学位；2006 年 7 月毕业于上海中医药大学，获针灸推拿学博士学位；2011 ~ 2012 年作为访问学者赴美国托马斯杰斐逊大学附属的美国内穆尔·阿尔弗雷德·杜邦儿童医院进修儿童骨科康复、三维运动和步态解析技术。

　　扎实的传统医学功底：姜淑云主任具有扎实的中医理论知识和技能功底，曾经在西医医院工作期间，充分发挥中医的疗效特长，在带教西医临床实习生时，促使不少学生产生报考中医学专业研究生的决心。

跨学科专业背景：姜淑云主任在专业的成长和发展过程中，曾师从多门学科的带头人，如针灸学专家东贵荣教授、推拿学专家严隽陶教授、生物力学专家洪水棕教授、国际著名儿骨科专家 Freeman Miller 博士，使她在现代与传统、基础与临床结合中不断创新、日臻完美。当前，她在步态评估、儿童步态发育迟缓和异常的推拿干预等方面成就显著。

丰富海派儿科推拿内涵：姜淑云主任在临床工作中，结合国际前沿的运动解析和步态评估技术作为诊断和评估手段，运用推拿、针灸、运动疗法等传统和现代康复治疗技术作为干预方法，在针对儿童、婴幼儿生长发育进程中出现的肌肉、骨骼、运动协调性等方面进行了筛查、监测、预防、干预等有意义的开创性工作，并在国内率先开展了中国儿童步态形成模式及发育规律研究，已经取得了一些阶段性成果。姜淑云主任以年龄段分层积累了 2 ~ 12 岁中国儿童运动学、动力学及相关参数数据，可以更客观、准确地评价国内儿童运动发育规律和模式，建立中国儿童自身正常参考值数据库和诊断标准。同时，她还应用传统中医学理论结合现代康复技术，在精准评价并有效纠正儿童运动功能和结构发育异常问题等方面积累了丰富经验。在临床实践中，姜淑云主任进一步发现了婴幼儿步态异常发育与养育方式、婴幼儿运动功能发育规律与青少年乃至成年异常运动模式形成之间的关系。她所开展的工作切实解决了儿童发育过程中遇到的、未被足够重视的问题，丰富了海派儿科推拿的内涵，为广大儿童的健康成长提供精准的专业技术保障。

冯燕华

医学硕士
主任医师、副教授、硕士研究生导师

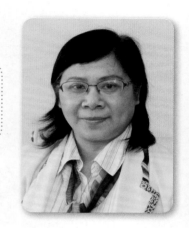

冯燕华，医学硕士、主任医师、副教授、硕士研究生导师；世界中医药学会联合会小儿推拿专业委员会常务理事，小儿推拿联盟常务委员，中国民间中医药研究开发协会中医妇幼推拿分会副会长，2015年全国盲人医疗按摩考试主考官，海派儿科推拿讲师团顾问，国家中医药管理局推拿医疗技术协作组主要成员，国家中医药管理局推拿重点学科参与人，上海市"重中之重"针灸推拿临床医学中心成员，《中医医疗技术手册》编委，海派儿科推拿讲师团顾问。

从事推拿临床教学、科研工作，师从严隽陶、金义成等多位老师；为丁氏推拿第五代传人、海派儿科推拿主要继承人、"曹仁发上海市名老中医工作室"主要继承人，培养研究生5人、带教进修生数十人。

冯燕华大学本科撰写的毕业论文是关于小儿推拿的临床研究，指导老师是金义成老师；在毕业实习时跟随金义成老师出诊，面对面地聆听他的谆谆教诲与他对海派儿科推拿的学术思想、治疗特色的独到见解；曾赴新加坡与韩国等地亲授各类小儿推拿课程并参与学术交流；参与大学生"小儿推拿治疗学"与"内妇推拿治疗学"授课。

主要成果：主持各级别科研教学课题 3 项，主要参与国家自然基金项目 1 项，同时参与多项课题的研究工作；在专业核心期刊等发表科研教学论文 20 余篇；参加国内外专业学术会议等宣读交流论文 10 余篇；主编《家庭实用小儿推拿图册》；参与普通高等教育"十五"国家级规划教材及《针灸推拿治疗学》的编写工作；参与科普公益活动多项，包括向大众传授实用小儿推拿法和感冒、失眠的养生保健及防治等；参加多次电视节目的录制及视频的制作；多次参与海派儿科推拿公益讲座数项；撰写科普文章 10 余篇。

医疗特长：融合各家所长，擅长用丁氏推拿、海派儿科推拿、整骨推拿治疗小儿脑性瘫痪等儿科疾病；对反复呼吸道感染、哮喘、斜颈、厌食、腹泻、便秘、遗尿、夜啼、脊柱侧弯、斜视、面瘫、抽动症、发育迟缓、免疫力低下等儿科常见病经验丰富，对痛经、乳腺炎、产后病、心肌炎后遗症等病，以及颈椎病、面瘫、头痛、眩晕等病也有治疗心得。

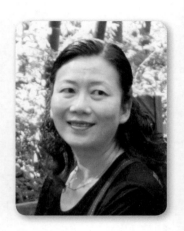

陈志伟

医学硕士
上海中医药大学附属岳阳中西医结合医院推
拿科副主任医师

　　陈志伟，医学硕士、副主任医师，师承金义成教授，海派儿科推拿传承人，严隽陶名医工作室成员。现为上海中医药大学附属岳阳中西医结合医院推拿科副主任医师，兼任上海市中医药学会推拿分会委员、小儿推拿联盟副主任委员、中国中医药研究促进会小儿推拿外治专业委员会委员、国家中医儿童健康工程试点工作专家委员会委员、海派儿科推拿讲师团顾问。

　　陈志伟医师于 1992 年毕业于上海中医药大学（原上海中医学院）推拿系，在校学习期间受到金义成教授启蒙，对小儿推拿产生浓厚的兴趣，在实习阶段又有幸跟从金义成教授临床实习，亲眼感受到金老运用传统小儿推拿治疗小儿疾病的神奇疗效，当她将学到的方法运用于患儿而得到立竿见影的效果时，她已经爱上了小儿推拿，并暗下决心：今后一定要从事小儿推拿专业的工作。幸运的是，她大学毕业后顺利地进入上海中医药大学附属岳阳中西医结合医院推拿科就职，在当时的推拿科主任金义成教授的领导下从事小儿推拿的工作。尽管当时社会上对小儿推拿并不了解，也不重视，很多医院都没有开设小儿推拿科，也没有从事小儿推拿的专职医师，即使是一些中医医院也没有专门从事儿科推拿的医师，但是岳阳医院推拿科在金义成教授的领导下，一直保留并开展着小儿推拿的专科工作。因此，她在 20 多年的小儿推拿临床实践中，积累了丰富的经验。

同时，上海中医药大学附属岳阳中西医结合医院还肩负着教学和临床带教的责任，金义成教授当时是上海中医药大学小儿推拿教研室的主任，肩负着大学本科生的小儿推拿教学任务。作为教研室的成员之一，陈志伟医师于 1995 年开始了小儿推拿教学工作，包括临床带教工作，临床带教的学生包括本科实习生、全国各地的进修医师及国外的留学生；自 2007 年开始，先后培养了近 10 名小儿推拿专业研究生，他们和其他进修医师都在各自的岗位上从事着小儿推拿工作，为海派儿科推拿的传承和推广做出了贡献。

除了临床和教学，她还主持和参加了多项临床科研工作，发表了多篇论文，并参加《家庭儿科百病推拿图解》《小儿常见病的推拿治疗》《整脊保健学》《今日推拿》《针灸推拿学高级教程》等多部书籍及视听教材的编写。

为了更好地传承和发扬以金义成教授为领军人的海派儿科推拿，陈志伟医师于 2010 年始正式拜金义成教授为师，更深层次地研究和总结金老的海派儿科推拿学术思想，并先后到云南昆明、福建福州、山东青岛、江苏无锡等地区进一步推广海派儿科推拿。

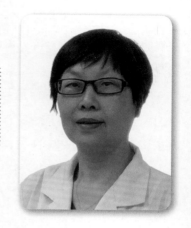

康莉娣

医学学士
上海中医药大学附属曙光医院推拿科副主任
医师

    康莉娣，1960 年 4 月出生于上海，1983 年毕业于上海中医药大学针灸推拿学专业。现任上海中医药大学附属曙光医院推拿科副主任医师，师从金义成教授。曾任全国小儿推拿专业委员会委员、上海市中医药学会推拿分会委员、世界中医药学会联合会小儿推拿专业委员会理事。主要研究方向为小儿推拿的临床应用。发表学术论文多篇，参与编写了全国中医药行业高等教育"十二五"规划教材《小儿推拿学》。

    康莉娣在 1983 年进入上海中医药大学附属曙光医院推拿科工作时，有幸获得了同海派儿科推拿领军人金义成教授跟诊学习的机会，并拜读了金义成老师的小儿推拿专著，对小儿推拿专业有了更深的热爱和领悟。在三十余年的临床工作中，她始终坚守在推拿医疗和教学的第一线，并大力推广小儿推拿，临诊以传统小儿推拿为主，结合中医的辨证施治、整体观念来治疗，在工作中不断总结前贤的推拿经验并加以发挥，擅长用推拿治疗小儿常见病、多发病，临床经验丰富，并擅长小儿保健推拿。

康莉娣对推拿的手法强调柔和轻快，并注重与小儿的交流和互动，使小儿尽量在愉悦和平静中接受推拿；在小儿推拿教学上，开设了针灸推拿专业的选修课，在教学时强调中医推拿人才必须以提高中医理论水平和手法技术水平为重点，注重实践技能的培养；实现手法规范化、标准化，能切实安全有效地为临床服务。因受法国杵针中医学院邀请，2006年起至2010年，康莉娣每年赴法国讲学，因讲学深受欢迎，故被法国杵针中医学院聘请为客座教授。

康莉娣副主任为了对儿童的健康和中医的继承、发扬尽一份力，先后参与拍摄公开宣传的推拿影视片、参与编写全国中医药行业高等教育"十二五"规划教材《小儿推拿学》。

蒋诗超

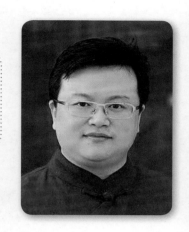

上海中医药大学针灸推拿学博士、复旦大学生物学博士后
临床执业中医师

　　蒋诗超，慈幼健康创始人，上海中医药大学针灸推拿学博士、复旦大学生物学博士后，临床执业中医师，中共党员，上海市科技进步奖一等奖获得者、上海市青年科技英才扬帆计划获得者，中华中医药学会推拿分会青年委员、中国民族医药学会推拿分会理事，师承金义成教授学习海派儿科推拿。

　　蒋诗超博士从学医伊始，就对推拿产生浓厚兴趣。他本科实习的第一个科室便是推拿科，每天看见许多患者拖着患病之躯前来就诊，但经过医生手法调治几十分钟后，通常都有立竿见影之效，患者啧啧称奇。在小儿推拿方面，更是效果显著，往往家长前来就诊时抱着姑且一试的心态，推完后将信将疑回去，第二天如约复诊，细细描述昨日回家后孩子的种种变化，令人对这项已传承千年的中华民族伟大技艺佩服得五体投地。攻读硕士研究生期间，蒋诗超从未停止过对小儿推拿的思考，不仅仅体现在临床技术的学习上，还体现在对小儿推拿的推广方式上，大胆将一些设想撰写为一份商业计划书，并组织一支青年团队，参加第七届"挑战杯"中国大学生创业计划竞赛，一举取得贵州赛区金奖、全国总决赛银奖的荣誉。无论是临床学习还是创业挑战，都让小儿推拿这粒种子植根于蒋诗超的内心深处。

2010 年，蒋诗超来到上海中医药大学附属岳阳中西医结合医院开始新的征程，有幸认识金义成教授。蒋博士第一次见到金教授就备感亲切，金教授也夸眼前这个"个子不高、体态敦实"的小伙子"是块推拿的好苗子"。在与金义成教授相知相识五年之后，蒋诗超于 2015 年 10 月拜入金义成教授门下，成为其入室弟子。尔后常伴金老左右，习得海派儿科推拿精髓。后创立海派儿科推拿讲师团，担任常务副团长一职，开始在上海以及周边地区大力推广海派儿科推拿，举办数十场公益讲座，覆盖人群千余人，让"海派儿科推拿"这块金字招牌焕发勃勃生机。2016 年 6 月 30 日，蒋诗超得到师父金义成教授的支持，并在征求多位师长意见之后，大胆离开体制，开拓海派儿科推拿创新创业之路。

创业之后，蒋博士与师父金义成奔波于全国各地，一方面是推广海派儿科推拿，另一方面也是通过学习交流与全国同行探讨小儿推拿的发展之道。在师父的指导下，蒋诗超博士逐渐建立起一套符合海派儿科推拿的商业道路。首先提出对于操作手法的匠心回归，强调按照传统方式传承海派儿科推拿手法，将一指禅推法、揉法、擦法三个手法作为基础手法练习，在此基础上苦练内功，增加"推、拿、按、摩、捏、揉、搓、摇、掖、擦"海派儿科推拿十法的手法内涵；同时，还强调习练易筋经功法，将功法与推拿手法之间进行加强练习，增加"推拿不练功，到老一场空"的基本认识；对于疾病认识，不仅要求一线推拿师掌握儿科学、中医儿科学、中医基础理论、经络理论等中西医知识，还要掌握儿童发展心理学、与幼儿沟通说话艺术、儿童营养学等内容，力求做到专业、全面。

　　目前，蒋博士已经在上海开办多家慈幼儿童健康生活馆，用于传播海派儿科推拿。这些生活馆中既有医疗机构也有保健机构，蒋博士希望通过这种医养结合方式，形成家长"有病到医院，无病常保健"的思想。随着事业的不断发展，在师父金义成教授的指导下，蒋博士会继续原汁原味地传承海派儿科推拿，秉承"传承、包容、创新"的理念，让更多家长从中受益，也让更多年轻人加入到这支队伍之中，为海派儿科推拿事业谱写新的篇章。

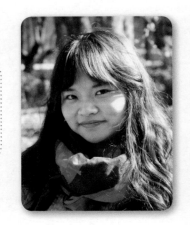

沈一菁

医学硕士
上海中医药大学附属岳阳中西医结合医院推拿
科主治医师

　　沈一菁，医学硕士、主治医师，师承陈志伟副主任、金义成教授，为海派儿科推拿传承人、严隽陶名医工作室成员。现任上海中医药大学附属岳阳中西医结合医院推拿科主治医师，兼任世界中医药学会联合会小儿推拿专业委员会理事、中国中医药研究促进会小儿推拿外治专业委员会委员。

　　沈一菁医师于 2008 年毕业于上海中医药大学针灸推拿英语专业，在上海中医药大学附属岳阳中西医结合医院实习期间，经常关注小儿推拿，对小儿推拿这种不用打针、吃药就能治愈疾病的方法产生了浓厚的兴趣。她在研究生实习阶段即选择了陈志伟副主任医师作为研究生导师，开始深入接触小儿推拿，感受到了运用传统小儿推拿治疗小儿疾病的神奇疗效，发现小儿推拿正是自己寻觅已久的兴趣所在：既能作为医生救死扶伤，又能与天真无邪的患儿相处，获得无穷乐趣。至此，她决定要将小儿推拿作为自己未来所从事的事业。其后，她以"四步推拿法治疗小儿脾虚型腹泻的疗效研究"作为毕业课题，并顺利进入上海中医药大学附属岳阳中西医结合医院推拿科就职，在陈志伟副主任的悉心指导下开始从事小儿推拿工作。经陈师引见，沈一菁得以与海派儿科推拿领军人、原上海中医药大学附属岳阳中西医结合医院推拿科主任金义成教授相识，开始每周跟随金义成教授临床实践，总结其 50 余年儿科推拿经验，进一步学习海派儿科推拿之精髓。此外，沈一菁于 2013 年赴青岛交流并向小儿"三字经"推拿流派学习，将其与海派儿科推拿进行整合，也取得一定的临床疗效。在近十年的小儿推拿临床实践中，她积累了丰富的临床经验。

同时，沈一菁医师于 2014 年开始了小儿推拿教学工作和临床的带教工作，临床带教的学生包括本科实习生、全国各地的进修医师及国外的留学生。

除了临床和教学，她还主持和参加了多项临床科研工作，发表了多篇论文，并参与《中国推拿（新编）》《近现代小儿推拿流派丛书》《常见小儿病的推拿预防和护养》等多部书籍及视听教材的编写。

为了更好地传承和发扬以金义成教授为代表的海派儿科推拿，沈一菁医师参加了上海近代中医流派临床传承中心第三批传承项目，2013 年底正式拜金义成教授为师，更深层次地研究和总结金老的海派儿科推拿学术思想，并先后到浙江温岭、山东青岛、江苏无锡以及上海崇明等地进一步推广海派儿科推拿。

2、上海市代表人物

刘鲲鹏

针灸推拿学硕士，中共党员
上海中医药大学附属岳阳中西医结合医院推拿
科副主任医师，上海中医药大学讲师

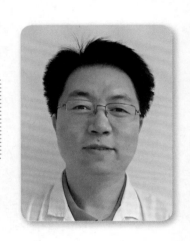

　　刘鲲鹏，针灸推拿学硕士研究生，中共党员，副主任医师，讲师。现为上海中医药大学附属岳阳中西医结合医院推拿科副主任医师，上海中医药大学讲师，金义成海派儿科工作室成员，金义成儿科推拿学术继承人，中华中医药学会青年推拿专业委员会委员，中国民族医药学会推拿分会委员。

沈建豪

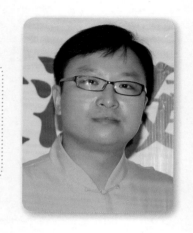

中国小儿推拿文献馆馆长
中国中医药研究促进会小儿推拿外治分会副会长、中华国际小儿推拿联合会秘书长、全国儿童中医养生保健专家委员会副秘书长

　　沈建豪，现任中国中医药研究促进会小儿推拿外治分会副会长、中华国际小儿推拿联合会秘书长、中国小儿推拿文献馆馆长、全国儿童中医养生保健专家委员会副秘书长、上海市中医药儿童健康工程办公室主任、全国中医药儿童健康工程专家讲师团讲师、全国中医药高等教育学会儿科教育研究会理事、中国中医药研究促进会综合儿科分会理事、中华中医药学会亚健康分会委员，师承金义成教授学习海派儿科推拿。

蔡君豪

针灸推拿学硕士
临床执业中医师，海派儿科推拿讲师团讲师

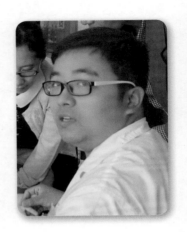

　　蔡君豪，临床推拿学硕士，临床执业医师，海派儿科推拿讲师团讲师。现就职于上海市中医医院推拿科，师承金义成教授学习海派儿科推拿。

孔令军

针灸推拿学博士
上海中医药大学附属岳阳中西医结合医院主治医师、助理研究员

　　孔令军，上海中医药大学针灸推拿学博士，现任上海中医药大学附属岳阳中西医结合医院主治医师、助理研究员，中华中医药学会推拿分会青年委员，中国民族医药学会推拿分会理事，海派儿科推拿讲师团常务委员等职，师承金义成教授学习海派儿科推拿。

储宇舟

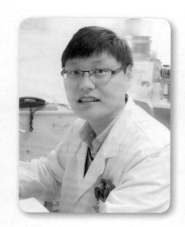

中医学硕士
临床执业中医师，海派儿科推拿讲师团常务委员

储宇舟，上海中医药大学中医学硕士、临床执业中医师，海派儿科推拿讲师团常务委员。现就职于上海中医药大学附属岳阳中西医结合医院推拿科，师承金义成教授学习海派儿科推拿。

王文奕

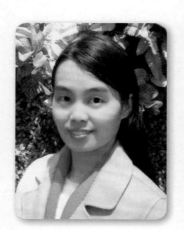

针灸推拿学硕士
临床执业中医师，海派儿科推拿讲师团委员

王文奕，上海中医药大学针灸推拿学硕士、临床执业中医师，海派儿科推拿讲师团委员。现就职于上海中医药大学附属上海市中医医院推拿科，师承金义成教授学习海派儿科推拿。

陆姬琼

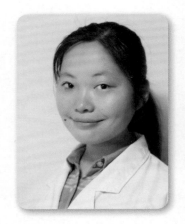

针灸推拿学硕士
主治医师，海派儿科推拿讲师团委员

　　陆姬琼，上海中医药大学针灸推拿学硕士，上海市静安区中医医院推拿科主治医师，上海市"杏林新星"及闸北区第二届现代中医师承培养对象，海派儿科推拿讲师团委员，师承金义成教授学习海派儿科推拿。

张　昊

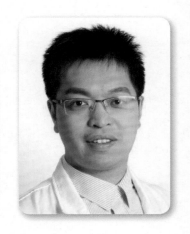

针灸推拿学博士
上海中医药大学附属岳阳中西医结合医院主治医师，上海中医药大学讲师，海派儿科推拿讲师团秘书长，中国医疗保健国际交流促进会（国家级）分会委员

王　成

针灸推拿学学士
上海中医药大学附属岳阳中西医结合医院推拿
科主治医师，海派儿科推拿讲师团常务委员

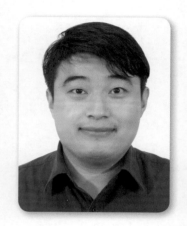

程　波

针灸推拿学硕士
上海中医药大学附属岳阳中西医结合医院推拿
科主治医师，海派儿科推拿讲师团常务委员

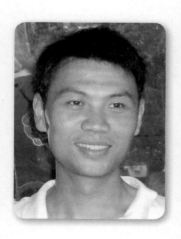

张树锋

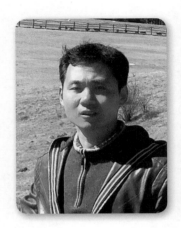

针灸推拿学硕士
上海中医药大学附属岳阳中西医结合医院推拿
科主治医师

张一栗

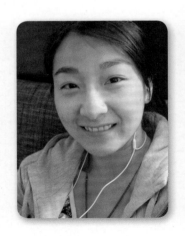

针灸推拿学硕士
上海中医药大学附属岳阳中西医结合医院推拿
科主治医师

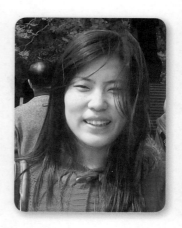

王赛娜

针灸推拿学硕士
上海中医药大学附属龙华医院推拿科主治医
师、推拿教研室讲师
世界中医药联合会小儿推拿专业委员会理事

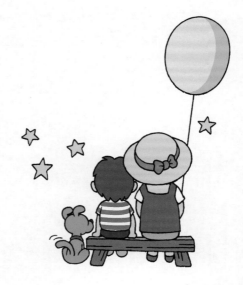

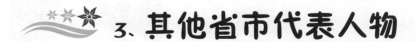

3. 其他省市代表人物

王玉兰

哈尔滨市中医医院小儿推拿科主任
黑龙江省名中医

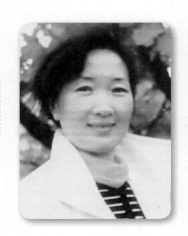

　　王玉兰，主任医师、教授，哈尔滨市中医医院小儿推拿科主任、科室技术骨干，黑龙江省推拿学科带头人，1986年在全国推拿医师提高班随金义成教授学习小儿推拿。全国第二届百名杰出青年中医，黑龙江省名中医，全国小儿推拿行业联盟副主任委员，全国"小儿斜颈病"临床路径协作组组长。中国民族医药学会推拿分会常务理事，中国民间中医医药研究开发协会中医妇幼推拿分会副会长，中国民间中医医药研究开发协会中医古籍发掘整理委员会小儿推拿专家团特聘专家，黑龙江省中医药学会理事，黑龙江省推拿学会副主任委员，黑龙江省小儿斜颈治疗中心主任，哈尔滨市传统医学手法学会副会长。

王玉兰主任从事小儿推拿工作近四十年，专业理论扎实、临床经验丰富，曾获得省科技进步奖 2 项、省科技成果奖 1 项。独创"'按、揉、牵'三法治疗小儿斜颈"，获黑龙江省科技进步三等奖；研究"摇牵法治疗小儿先天马蹄内翻足"获得黑龙江省科技成果奖，"辨证施推配合肚角振颤法治疗小儿非感染性腹泻的临床研究"获得科学技术进步二等奖；另著有科普图书五部、发表专业论文二十余篇。

王玉兰经过多年临床经验总结，于 1991 年独创"按、揉、牵"三法治疗小儿斜颈，并获黑龙江省科技进步三等奖，这一成果填补了黑龙江省推拿领域治疗小儿斜颈的空白，其技术达到国内领先水平，改变了这一疾病一直沿用手术治疗方法的传统；此手法规范，是一种无创伤疗法，患儿及家长易于接受，这一成果受到社会各界重视及同行的认可。哈尔滨市卫生局、市科委将其作为科技成果推广项目，向全省和全国推广。在推广过程中，王玉兰主任参加了国际非药物疗法学术会议并进行了交流，日本、新加坡等国家和地区多家医院接受了这一疗法并将其应用于临床。

哈尔滨市中医医院小儿推拿科成立四十余年，在 1997 年被黑龙江省中医药管理局确定为"黑龙江省中医小儿斜颈医疗中心"；2003 年被省中医药管理局确定为省级重点学科（王玉兰为学科带头人）；2011 年被国家中医药管理局确定为中医优势病种"小儿斜颈病"临床路径协作组组长单位，负责组织全国 15 家中医院进行中医治疗"小儿肌性斜颈"的临床试点工作。同时，科室作为"小儿斜颈病"协作组组长单位参加并完成了国家中医药管理局布置的临床路径释义及诊疗方案的编写工作。2012 年，在科主任王玉兰的带领下，哈尔滨市中医医院小儿推拿科参加了首届全国"小儿推拿联盟"会议，在会上，哈尔滨市中医医院小儿推拿科被评为"全国小儿推拿行业 2012 年度标兵单位"。

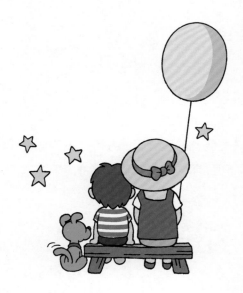

王华兰

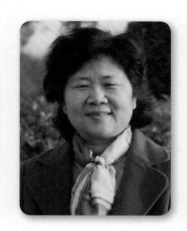

主任医师、教授，硕士、博士研究生导师
原河南中医学院针灸推拿学院推拿学教研室
主任

王华兰，生于 1955 年 6 月，1978 年毕业于河南中医学院中医学专业，原任河南中医学院针灸推拿学院推拿学教研室主任，河南中医学院推拿研究所所长，国家中医药管理局推拿学重点学科学术带头人，主任医师、教授，硕士、博士研究生导师，兼任中国中医药学会全国推拿学会常务委员、中国针灸学会河南省推拿学会主任委员、中国中医药学会郑州市推拿学会主任委员。1984 年 9 月在上海中医药大学全国高等中医院校推拿师资班学习 1 年，在学习期间跟随金义成教授学习海派儿科推拿；1992 年 9 月在河南中医学院全国中医内科骨干教师师资班学习 1 年。

王华兰教授从事推拿学教学、科研、医疗工作 30 余年，中医基础理论及推拿、针灸理论功底扎实，积累了丰富的教研、医疗等方面的经验，曾研创多种治疗神经系统疾病的特效方法，尤其擅长运用推拿治疗各种儿科常见病及其他疑难症，儿科病如小儿腹泻、小儿积滞、斜颈、脑瘫等；内科病如慢性胃炎、高血压等；骨伤科病如腰椎间盘突出、颈椎病、肩周炎、各种扭伤及医疗保健等；先后主持国家级、省级及教学科研课题 10 项，并多次获奖，主持申报国家级专利 1 项、实用新型专利 6 项；主编出版光盘如《推拿治疗小儿消化不良》《推拿治疗小儿腹泻》《推拿治疗小儿感冒》等 5 部；主编《家庭保健推拿必读》《实用推拿治病法精华》《推拿学》等著作 10 部；主编推拿保健挂图 7 套；发表教学、医疗论文 50 余篇。

在长期的临床、科研、医疗活动中，王华兰教授逐步确立了以推拿治疗脊柱及其相关疾病的研究方向，围绕本方向完成了推拿治疗腰椎间盘突出症的机制研究，其中"三穴五法治疗腰椎间盘突出症的临床研究"获 2004 年河南省科学技术进步奖三等奖，国家级课题"益气通督手法治疗小儿脾虚泻的多中心临床研究"获 2009 年河南省中医药科技成果一等奖。

王华兰教授在 2008～2015 年完成了六项省级课题，如"三揉二运一捏法治疗小儿腹泻的临床观察及微量元素研究""益气通督手法对小儿泄泻脾虚失运证大鼠的作用机制研究""推拿治疗椎间盘突出症的机制研究"等的立项，通过省级鉴定三项；开展了推拿治疗小儿疾病的临床研究及推拿治疗腰腿痛关节疾病的研究，并重视研究推拿通络止痛的原理，在全国同专业、同行业领域中有一定的影响；2000～2015 年招收弟子 16 人，并均从事成人推拿及小儿推拿的医疗、教学研究工作。

李 明

广东省佛山市中医院推拿科副主任中医师

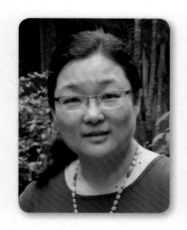

　　李明，1970年1月出生，1992年6月毕业于广州中医药大学针灸系，同年7月就职于广东省佛山市中医院推拿科，1994年曾在上海中医药大学附属岳阳中西医结合医院进修小儿推拿，师从金义成教授学习海派儿科推拿。现任广东省佛山市中医院推拿科副主任中医师，擅长用海派儿科推拿手法治疗小儿先天性肌性斜颈、膝外翻、膝内翻、足趾内偏、小儿软组织扭挫伤、积滞、厌食、腹痛、便秘、感冒、咳嗽、发热、反复呼吸道感染、遗尿、生长发育迟缓、脑性瘫痪、落枕等疾病。

　　李主任中医基础理论扎实、临床经验丰富、手法纯熟，临床治疗工作中遵循海派儿科推拿之法，认为人以胃为本，治标与扶正相结合，注重调理脾胃、调理体质；积极参加公益讲座，推广小儿推拿，深受患儿家长欢迎。

　　作为课题负责人，李明主任于 2005 年获得佛山市卫生局科研课题立项"推拿治疗对功能性消化不良儿童胃胆囊运动功能影响的研究"，通过 2 年的研究，课题已全部完成，目前研究成果在临床上已得到很好的应用。她同时还是课题"大推拿复位治疗腰椎间盘突出症对患者腰椎生理曲度影响的研究"的主要参与者，目前该课题研究已取得临床成果。此外，李主任在工作中还善于总结临床心得，撰写论文多篇，她的论文《手法复位治疗小儿桡骨头半脱位 26 例》在《国际医药卫生导报》杂志上发表，《推拿治疗小儿遗尿症 36 例疗效观察》在《中医外治》杂志上发表，《推拿治疗暂时性髋关节滑膜炎 36 例》在《按摩与导引》杂志上发表，《推拿配合音频治疗儿肌性斜颈 86 例临床观察》在《中医药导报》杂志上发表，等等。

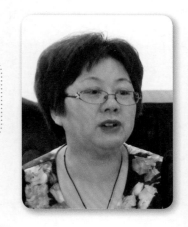

余慧华

浙江医科大学附属儿童医院特聘专家
杭州康慧堂中医诊所创始人

　　余慧华，1962年4月出生于浙江黄岩，毕业于浙江中医药大学中医学专业，原杭州市中医院推拿科小儿推拿副主任医师，师从海派儿科推拿大家金义成教授。现为浙江省医科大学附属儿童医院特聘专家，目前带领的团队拥有主任医师、副主任医师、主治医师及住院医师共几十人，均有多年儿科临床经验，分布在浙江省多家医院及社区医院。先后主持完成省、市级课题2项，参与课题2项，在国家级和省级刊物发表论文10余篇。

　　余慧华主任从事小儿推拿工作30余年，在浙江省最早开设小儿推拿专科，擅长手法治疗小儿肌性斜颈、脑瘫、抽动症、脊柱侧弯、消化不良、厌食症、鼻炎、腺样体肥大、咳嗽、盗汗、营养不良、免疫力低下、亚健康等多种小儿疾病，疗效显著，在治疗小儿肌性斜颈、脑发育迟缓方面有独特的治疗方法。

　　杭州康慧堂中医诊所由余慧华医师创立于 2014 年 8 月，是浙江省首家以小儿推拿手法为主导、针灸治疗为辅、非药物治疗儿科常见病的中医医疗机构。康慧堂中医诊所的医师团队在儿科疾病诊治方面术有专攻，致力于为广大患儿提供专业的特色中医诊治，并常年参与社会公益爱心活动，通过社会爱心人士捐助、热心医生资助等方式，发起并组织成立了"余慧华爱心基金会"，先后免费、优惠治疗"折翼天使"，更是资助家庭困难的患儿教育、成长等。

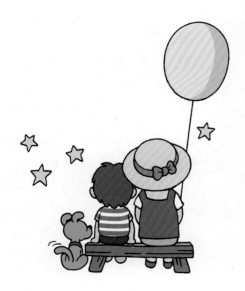

郑明祥

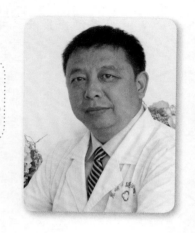

昆明医科大学附属延安医院小儿推拿科门诊副主任医师

郑明祥，毕业于云南中医学院，现任昆明医科大学附属延安医院小儿推拿专科门诊副主任医师，云南省针灸学会理事。郑主任 1980 年毕业后进入昆明医科大学附属延安医院推拿科，1986 年受医院派遣，专程到上海中医药大学附属岳阳中西医结合医院跟随海派儿科推拿名家金义成教授学习小儿推拿，同年参加了在上海举办的全国推拿医师提高班，在半年的学习中目睹了丁季峰、王纪松等推拿名家的风采，聆听了他们的教诲，受益匪浅。

学成之后，郑明祥主任于 1987 年在昆明医科大学附属延安医院开设了云南省第一家小儿推拿专科门诊。在一年的跟师学习中，他深切感受到了金义成教授渊博的学识及贯通古今的能力，既遵循古法又不拘泥于古法，理论上的创新、治疗手法上的独到体现在临床上就是良好的治疗效果，这也是海派儿科推拿生机勃勃、发展迅猛的原因。由于有良好的治疗效果，郑主任在昆明迅速打开了小儿推拿的局面，赢得了众多病家的信任，多次被群众评为昆明受欢迎的儿科门诊医师。

　　如此好的治疗方法，应该传承下去。为此，郑主任选择了自己的女儿郑烨作为传承人。郑烨曾就读于云南中医学院研究生班（中医方向），于 2013 年跟郑主任签了《传统医学师承关系合同》，并经公证处公正、卫生局备案，在昆明医科大学附属延安医院小儿推拿门诊跟随郑主任学习海派儿科推拿，经过三年的学习，已能够独立门诊，赢得了很好的口碑，有了很多慕名而来的患者；同时还承担课题"新生儿肌性斜颈的病因探究"的主要研究任务。

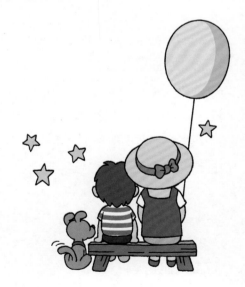

许　丽

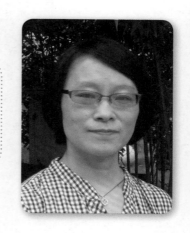

浙江中医药大学副教授、硕士研究生导师
浙江中医药大学附属第三医院副主任中医师、
小儿推拿科主任

　　许丽，1995 年毕业于上海中医药大学。现为浙江中医药大学副教授、硕士研究生导师，浙江中医药大学附属第三医院副主任中医师、小儿推拿科主任；兼任浙江省中医药学会推拿分会委员兼学会秘书、世界中医药学会联合会小儿推拿专业委员会常务理事、中国民族医药学会推拿分会常务理事、世界中医联合会中医特色手法分会理事、中国民族医药学会儿科分会理事、小儿推拿联盟常务委员等职；同时为浙江省"151 人才工程"第三层次人才，浙江省首批中青年临床名中医，全国第五批老中医药专家学术经验继承工作继承人。她的主要研究方向为小儿推拿的临床和实验研究，主持并承担各类学术研究课题 10 余项，获得省级成果奖 4 项、省中医药科学技术奖三等奖 1 项、各类科研教学奖多项，发表学术论文 30 余篇，主编及参编专著 10 余部，作为副主编及编委参编全国中医药行业高等教育"十一五""十二五"规划教材及精编教材近 20 部。

　　许丽教授 1984 年考取浙江省重点高中金华一中，经过三年苦读，如愿进入上海中医药大学，在 5 年的本科求学生涯中，她刻苦学习，取得优异成绩，年年保持班级第一，毕业时获得"上海市优秀毕业生"荣誉称号，并被推荐免试直升攻读中医骨伤（含推拿）专业硕士研究生，师从推拿届泰斗严隽陶老师，受益匪浅。

　　在接触小儿推拿后，她有幸受到海派儿科推拿领军人金义成老师亲自授课，还有陈力成等老师的指点，对小儿推拿专业有了更深的热爱和领悟。1995 年硕士研究生毕业后，许丽到浙江中医药大学就职，在从事教学科研工作的同时，从事并大力推广小儿推拿事业。20 年来，在小儿推拿教学上，除了针灸推拿专业外，她还开设了全校性公共选修课、国际教育学院选修课，每年选修学生达到 300 人。在研究生培养上，她致力于小儿推拿研究方向，目前已培养该方向研究生 10 人，其中包括以色列研究生 1 名，在当地有很大影响力。在师带徒师承人员培养上，许丽教授已培养 3 人，1 人出师并顺利开展小儿推拿。在临床上，许丽教授带领她的团队将小儿推拿发扬光大，年门诊人次逐年提升，专家挂号一票难求，已成省内领军人物，在全国影响力渐起。在这个"互联网+"时代，开通"许家班小儿推拿"微信公众平台，集结了包括许丽教授及其弟子在内的杭州、宁波、温州、台州、丽水、嘉兴、金华、衢州等几乎覆盖全浙江的小儿推拿医师，更大范围提升了小儿推拿的影响力。

　　许丽教授是浙江省"三育人"先进个人，是浙江中医药大学优秀授课教师、教学标兵，一直致力于编写小儿推拿相关教材，是全国中医药行业高等教育"十二五""十三五"规划教材《小儿推拿学》副主编、卫生部"十二五""十三五"规划教材《小儿推拿学》编委、全国普通高等教育中医药类精编教材《小儿推拿学》副主编，并主讲面向全球的中国大学精品视频公开课"呵护您的颈椎"第五讲"让宝宝远离歪脖子"。

许丽教授勤于临床，善于总结，手法强调柔和为贵、轻快虚劲，使小儿愉悦接受推拿，方能事半功倍。"揉捏牵转法治疗小儿肌性斜颈""捏脊疗法治疗脾虚易感儿"等在临床均取得了较明显的效果，其中"推拿治疗小儿肌性斜颈的推广应用研究"获得浙江省中医药科学技术进步奖三等奖，论文《揉捏牵转法治疗小儿先天性肌性斜颈的优化应用》获得浙江省中医药学会"之江中医药论坛"优秀论文二等奖，论文《清天河水手法对幼兔发热的抑制作用及相关中枢机制初探》获得浙江省中医药学会推拿分会学术年会优秀论文二等奖，论文《不同时相干预清天河水手法对内毒素性发热幼兔降温影响的机制探讨》获得浙江省中医药学会推拿分会学术年会优秀论文三等奖。

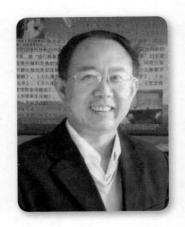

孙德仁

主任医师
山西省河东中医少儿推拿学校校长
四季康贝（北京）健康科技有限公司董事长

　　孙德仁，主任医师，中国著名少儿推拿专家，山西省河东中医少儿推拿学校校长，四季康贝（北京）健康科技有限公司董事长，全国少儿推拿调理专家委员会主任委员；兼任中国中医研究院培训中心客座教授、山西中医学院客座教授、全国百项亚健康调理技术专家评审委员会委员、世界中医药学会联合会亚健康分会副秘书长、中华中医药学会亚健康分会副主任委员、中和亚健康服务中心少儿亚健康推拿调理办公室主任、山西省中西医结合医院名中医工作室师带徒指导老师、运城市针灸推拿学会名誉会长。

　　孙德仁 1983 年毕业于山西中医学院，并进入山西运城地区中医院儿科工作。在临床工作中，孙德仁目睹了打针、输液给孩子带来的身体和精神上的痛苦；即便服药，小孩也难以接受，临床常因患儿不能和医生配合而影响疾病的治疗效果。而应用小儿推拿治疗疾病，不仅效果显著，小儿也乐于接受。推拿过程中，小儿不会有痛苦感，甚至是一种享受，能在轻松愉快甚至是游戏之中恢复和保持健康。1985 年，孙德仁认真研读了海派儿科推拿大家金义成教授的《小儿推拿》，多有感悟，遂拜金义成教授为师。在金义成教授的言传身教之下，系统学习了海派儿科推拿的理论，借鉴了其主要操作手法，并将其理论和手法用于教学和临床实践中。

为让更多的孩子享受儿科推拿的益处，孙德仁于 1992 年创办了山西省运城中医小儿推拿学校（现更名为山西省河东中医少儿推拿学校）。2009 年聘请海派儿科推拿创始人金义成教授为学校名誉校长兼学术顾问。金义成教授不辞辛劳，经常到校指导学校的教学和临床工作，使学校的小儿推拿临床疗效和教学质量不断提升。学校建校以来，培养了数以万计的小儿推拿专业人才，开辟了一条以小儿推拿养生保健为特色的治未病之路。

在 2009 年的"全国小儿推拿疗法学术沙龙"专业学术论坛上，孙德仁首次提出"少儿推拿"概念，独创"少儿亚健康推拿调理"分支学科。2010 年，孙德仁参加由国家中医药管理局人事教育司立项的"亚健康学科体系的建设"工作，担任"亚健康专业系列教材"之一《少儿亚健康推拿调理》的主编，此外，他还承担了国家中医药管理局立项、中华中医药学会提出并发布实施的《中医养生保健技术操作规范·少儿推拿》的起草工作，承担了国家中医药管理局立项、中华中医药学会亚健康分会提出并审定的《亚健康服务规范·少儿推拿调理》的起草工作。作为总主编，他组织参加了《少儿推拿专业系列教材》共计 10 本的编辑工作，并担任其中 6 本教材的主编。

2013 年，山西省河东中医少儿推拿学校举行了隆重的拜师仪式，金义成教授亲临现场，见证了孙德仁收王建红等 16 人为徒，使少儿推拿后继有人。

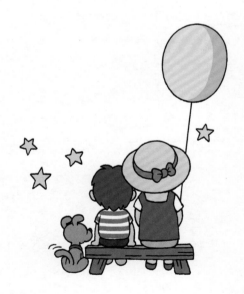

王建红

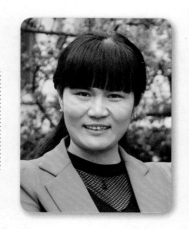

主治医师，高级少儿推拿调理师
山西省河东中医少儿推拿学校执行校长
四季康贝（北京）健康科技有限公司副总监兼
产品研发部主任

　　王建红，主治医师，高级少儿推拿调理师。现任山西省河东中医少儿推拿学校执行校长，全国少儿推拿调理专家委员会副秘书长，中华中医药学会亚健康分会常务委员，世界中医药学会联合会亚健康专业委员会常务理事，全国中医药高等教育学会儿科教育研究会常务理事，四季康贝（北京）健康科技有限公司副总监兼产品研发部主任，运城市针灸推拿学会副会长，运城市女企业家协会秘书长。曾获"山西省巾帼建功标兵"和"运城市五一劳动奖章"。

　　王建红2000年毕业于山西中医学院，带着对少儿推拿事业的梦想与追求，就职于山西省河东中医少儿推拿学校。她于2013年拜海派儿科推拿名家金义成教授的弟子孙德仁教授为师，多次赴上海在金义成教授的名老中医工作室学习进修，在金义成教授言传身教、耳提面命之下，系统钻研了海派儿科推拿的理论和手法，并在临床实践中应用创新。

王建红 16 年来一直坚持从事少儿推拿教学、科研和临床工作，擅长用少儿推拿诊治少儿腹泻、顽固性咳喘、脑瘫、肌性斜颈、抽动秽语综合征等疾病，至今累计调理少儿 5 万余人，其中公益调理 1 万余人，治愈率为 90% 以上。她还受邀赴北京、上海、广州等地开展"'手'护孩子健康工程公益讲座"一百余次；在 2014 年及 2015 年全省基层医疗机构小儿推拿技术千人培训教学中，探索出理论与实践教学 1:1 的培训模式，受到学员高度好评和省卫计委的充分肯定。

此外，王建红也积极投身科研工作，担任《少儿推拿治疗学》《少儿亚健康推拿调理》等少儿推拿系列教材副主编，并在各种刊物上发表论文十余篇，参加国家中医药管理局立项的《中医养生保健技术操作规范·少儿推拿》和《中医养生保健服务规范·少儿推拿》的起草工作，参与山西省《0 ~ 36 个月儿童中医药健康管理服务技术规范》培训教材的编写，参与研制"康贝"牌防感、止泻等系列药油及少儿健脾肚兜等，目前已投入市场；近期大胆探索教学、临床、科研一体的新模式，推出项目教学，编印出项目实用手册，制作出新挂图并拍摄出教学视频。

为推广普及少儿推拿医术，王建红于 2010 年牵头创办学校临床部，几年来培养出青年专业骨干调理师十余名，目前正带领着这支新团队致力于少儿推拿理论和实践研究，向着新的目标出发！

林丽莉

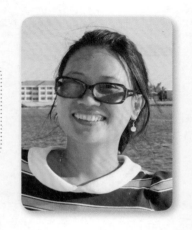

医学博士
福建中医药大学针灸学院推拿教研室副主任，
副教授、硕士研究生导师

　　林丽莉，医学博士、副教授、硕士研究生导师，美国南佛罗里达大学访问学者，福建中医药大学针灸学院推拿教研室副主任，研究方向为"小儿推拿的基础与临床研究"。现为国家中医药管理局重点学科推拿学小儿推拿方向负责人、福建省康复推拿学会常务委员、中华中医药学会推拿专业第一届青年委员会委员、世界中医联合会小儿推拿分会委员，参与国家自然科学基金3项，负责福建省自然基金等项目4项，发表文章十余篇，多次获得福建中医药大学优秀教师、优秀青年教师称号，并于2016年荣获福建中医药大学"教学标兵"的称号。

　　林丽莉教授于1995年9月到2000年7月在上海中医药大学推拿系学习，师从海派儿科推拿大家金义成教授，毕业后于福建中医药大学针灸学院推拿教研室长期担任《小儿推拿学》课程教学，并于国医堂成立"中医小儿体质调理部"，开展小儿推拿临床工作。在教学及临床工作中，林丽莉教授秉持海派儿科推拿兼容并蓄的学术思想，在手法上注重"以柔和为贵"，在治法上强调"痛则通，不痛则不通"的临床施治原则，在咳嗽、腹痛、厌食、呕吐等呼吸系统及脾胃病症上取得了显著的疗效。作为世界中医联合会小儿推拿分会第一届委员会委员，林教授在 2015 年的扬州会议上宣读了"引阳学说与小儿推拿"的学术论文，得到与会专家的一致肯定。在学术传承上，林教授的团队骨干以福建中医药大学为核心，辐射至福建省厦门、泉州、三明等地市，培训学员及进修生三百余人。2009 ~ 2015 年，福建电视台体育频道"健康路 8 号"、东南电视台、福建电视台综合频道"健康每一天"等主流媒体曾以人物专访的形式对林教授进行了详细报道；同时，海峡都市报、健康文摘等平面媒体亦于 2015 年前后围绕"小儿推拿健康福州行"的主题开展了为期 1 周的连续报道。

李海娟

广西中医药大学第一附属医院专家楼小儿推拿科主任

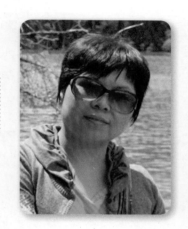

李海娟，现任广西中医药大学第一附属医院专家楼小儿推拿科主任，兼任世界中联小儿推拿专业委员会常务理事、全国小儿推拿行业联盟常务委员，师从金义成教授。

2006 年，李海娟主任转向小儿推拿领域发展，虽然当时广西小儿推拿基础薄弱、社会对小儿推拿的认知不足，且缺乏学习的良好环境，但她凭着对小儿推拿的热情与坚持，一方面自学钻研，一方面在实践中不断探索，领悟到小儿推拿的博大精深与神奇疗效，越发增添了开展小儿推拿的信心。从事小儿推拿工作 10 年来，李海娟主任从最初擅长治疗咳嗽、发烧、腹泻等常见病，到现在对斜颈、脑瘫等先天性疾病的治疗取得较好疗效，逐渐赢得众多患儿家长的信赖。

近年来，李海娟还遍访名师，努力提高自身水平，因感念海派儿科推拿传承传统、融汇百家、兼收并蓄的特点，钦佩海派儿科推拿大师金义成教授崇高的个人品德、严谨的治学学风、宽厚待人的长者风范，蒙金教授厚爱，得以拜金义成教授为师，成为他的入室弟子，由此致力于海派儿科推拿在广西的推广与发展。在金义成教授的谆谆教诲和提携指点下，李海娟对小儿推拿有了更深的领悟，将海派儿科推拿强调"固本归元"的治疗原则应用于小儿脑瘫等疾病的治疗与调理中，取得很好疗效。在临床实践中，她还注重内外兼治，通过跟师广西著名中医儿科教授易蔚博士，在小儿呼吸系统疾病的中医药治疗中也取得了很好的疗效。在自己不断提高技艺的同时，她还致力于宣传推广，将小儿推拿事业做大做强。经过不懈努力，从医院最初只有她一个人开展小儿推拿项目，到创立小儿推拿科，通过精心地培养、无私地传授，将其所在的科室打造了一个团队，成为广西最具规模的小儿推拿医疗培训基地。

目前，科室拥有 12 名医务人员，形成年服务 3 万人次的规模。科室的"小儿推拿治疗腹泻"入选"广西常见病多发病中医药民族医药适宜技术推广项目"。同时，科室充分利用广西中医药大学附属医院的教学平台，先后为基层中医院培训小儿推拿技术数百人次，为广西培养了大批专业人才，他们都成为弘扬小儿推拿事业的生力军。此外，科室还利用广西作为面向东南亚桥头堡的地理优势，接受东南亚、欧洲等国家和我国港澳台地区的留学生及同行的进修、观摩与学习，扩大了小儿推拿在国内外的影响；积极利用报纸、网络等媒体宣传小儿推拿特色，并多次开展小儿推拿进社区、进幼儿园等公益活动，获得了良好的社会效益。